花の心理学

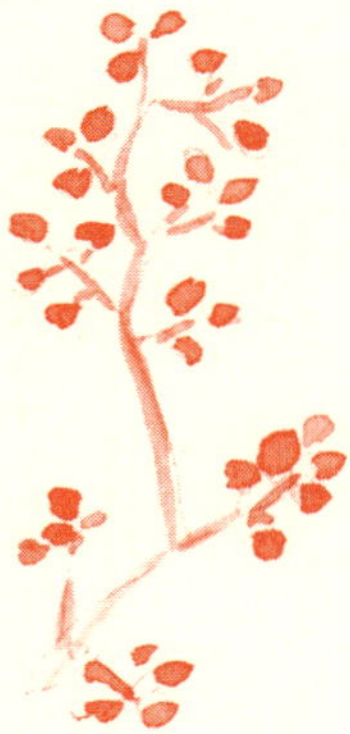

芙和せら
NPO法人 日本フラワーハートセラピスト協会理事長

せせらぎ出版

はじめに

フラワーハートセラピーの実践を始めたのは、１９８９年のことです。クライエントの心の回復力を高める方法として、花を心理療法に導入してみるのはどうだろうか。ふとインスピレーションが私の中で広がりました。試してみると驚くことばかり。花という自然の癒しの力を借りることで、クライエントの回復が目に見えて早くなりました。

私自身、セラピーをしながら、癒されていくのを感じました。

それからの研究の日々が始まりました。花を自己表現の手段として用いる芸術療法。そのうち、心理特性と好みの花との関連性が明らかになってきました。花を自由に選び、表現した作品の中に、クライエントの心理状態がはっきりとあらわれてくるのです。

それだけではありません。色彩心理効果やアロマテラピー効果により、ストレスからもたらされる不眠や食欲不振などに、特有の効果を発する花たちが明らかになってきました。

この本で花の心理療法の世界を、みなさまにもぜひ身近に感じていただきたいと、思っています。

２００３年９月20日

ＮＰＯ法人　日本フラワーハートセラピスト協会理事長　芙和　せら

花の心理学 もくじ

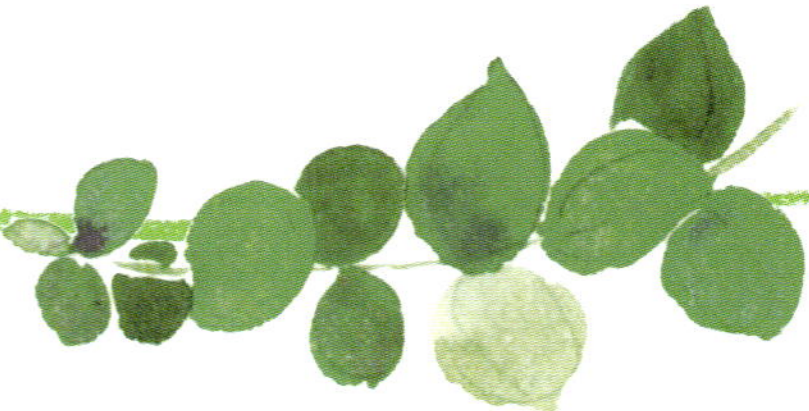

第3章 花の心理学とは

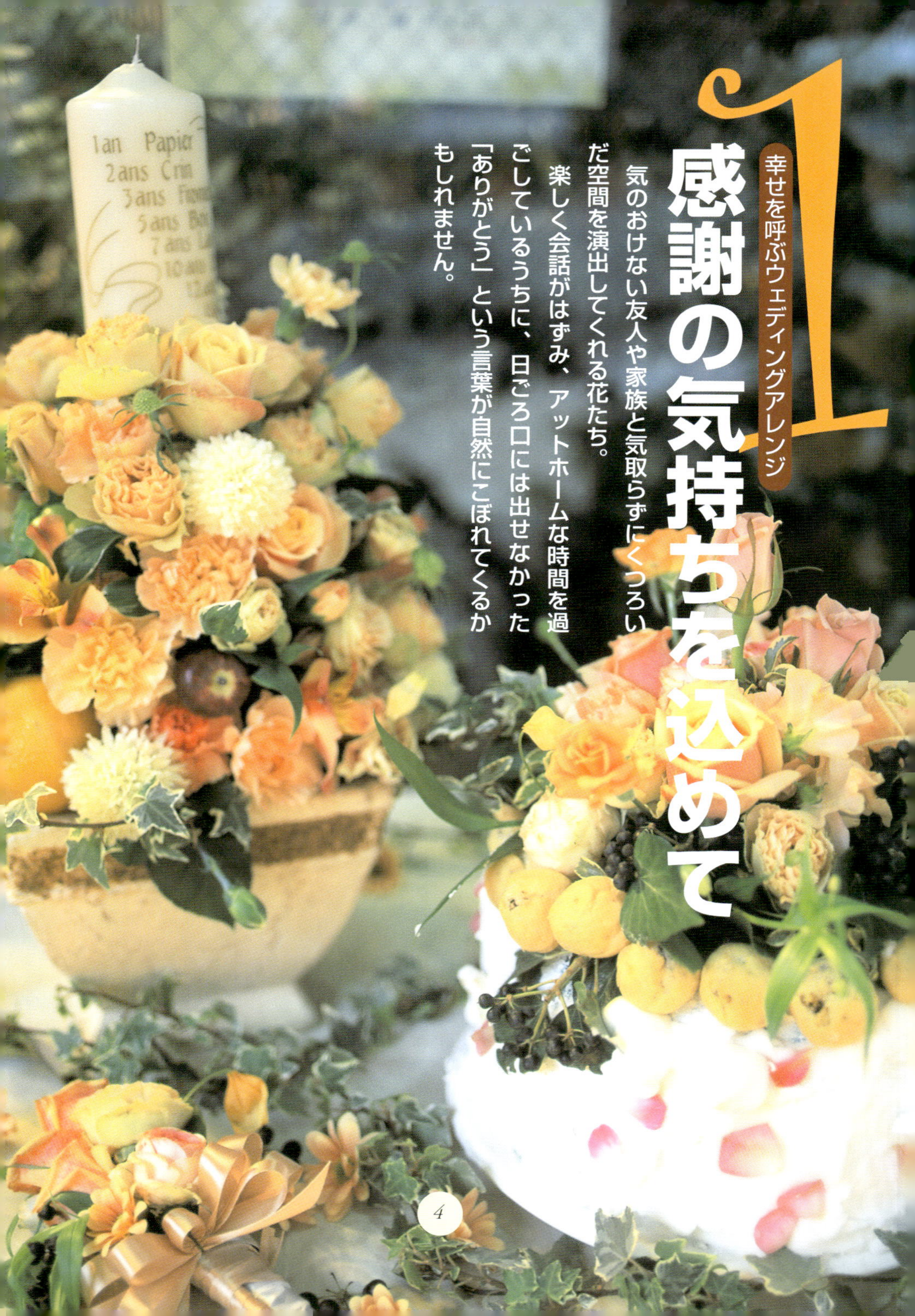

幸せを呼ぶウェディングアレンジ

1 感謝の気持ちを込めて

気のおけない友人や家族と気取らずにくつろいだ空間を演出してくれる花たち。

楽しく会話がはずみ、アットホームな時間を過ごしているうちに、日ごろ口には出せなかった「ありがとう」という言葉が自然にこぼれてくるかもしれません。

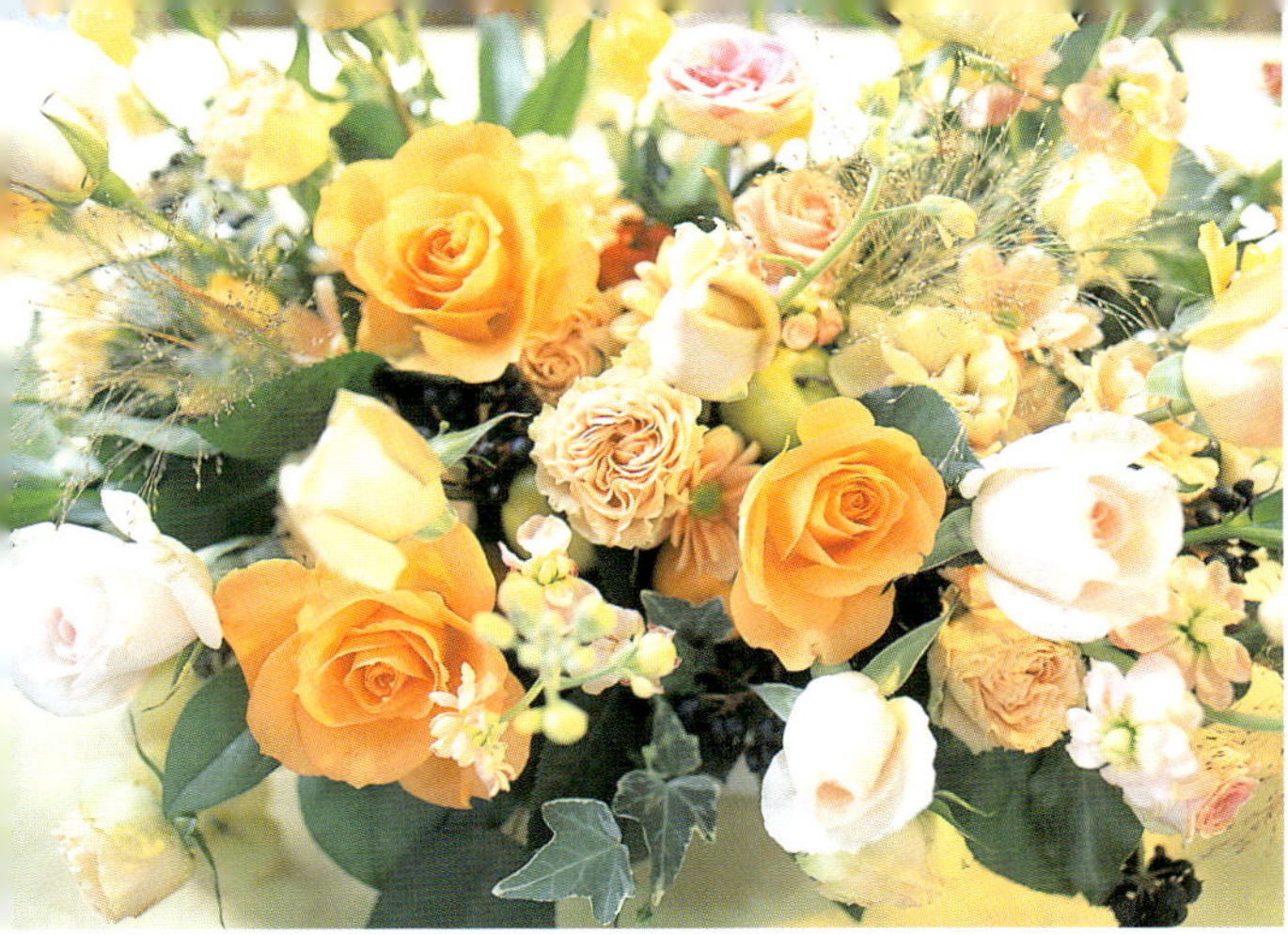

使用した花

バラ（オレンジ、ピンク）
スプレーバラ（ピンク）
カーネーション（オレンジ）
サンダーソニア
ユーカリ
アイビー
フルーツ類

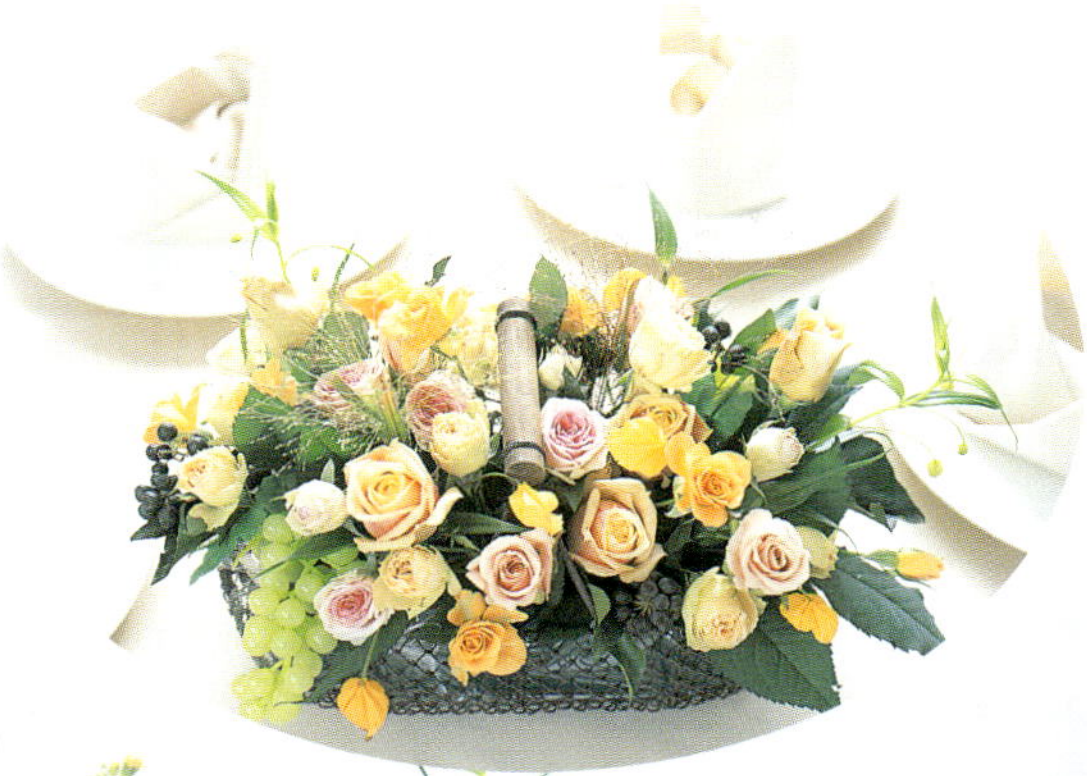

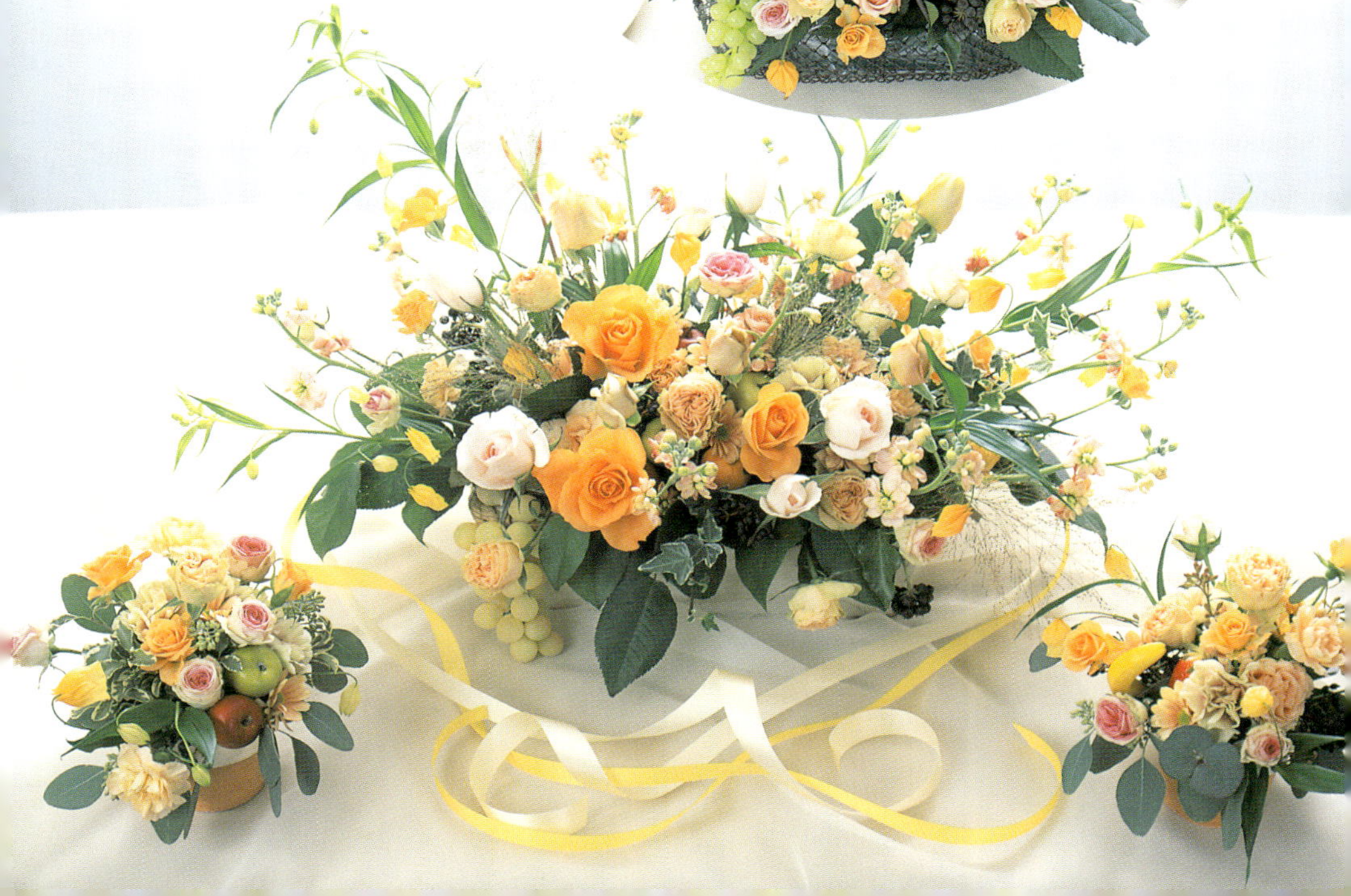

幸せを呼ぶウェディングアレンジ

幸せの青い鳥

ちょこんとかごに乗った青い鳥が
このお花を運んでくれました。
夢の国から幸せを運んでくれる……
そんな気持ちにしてくれます。

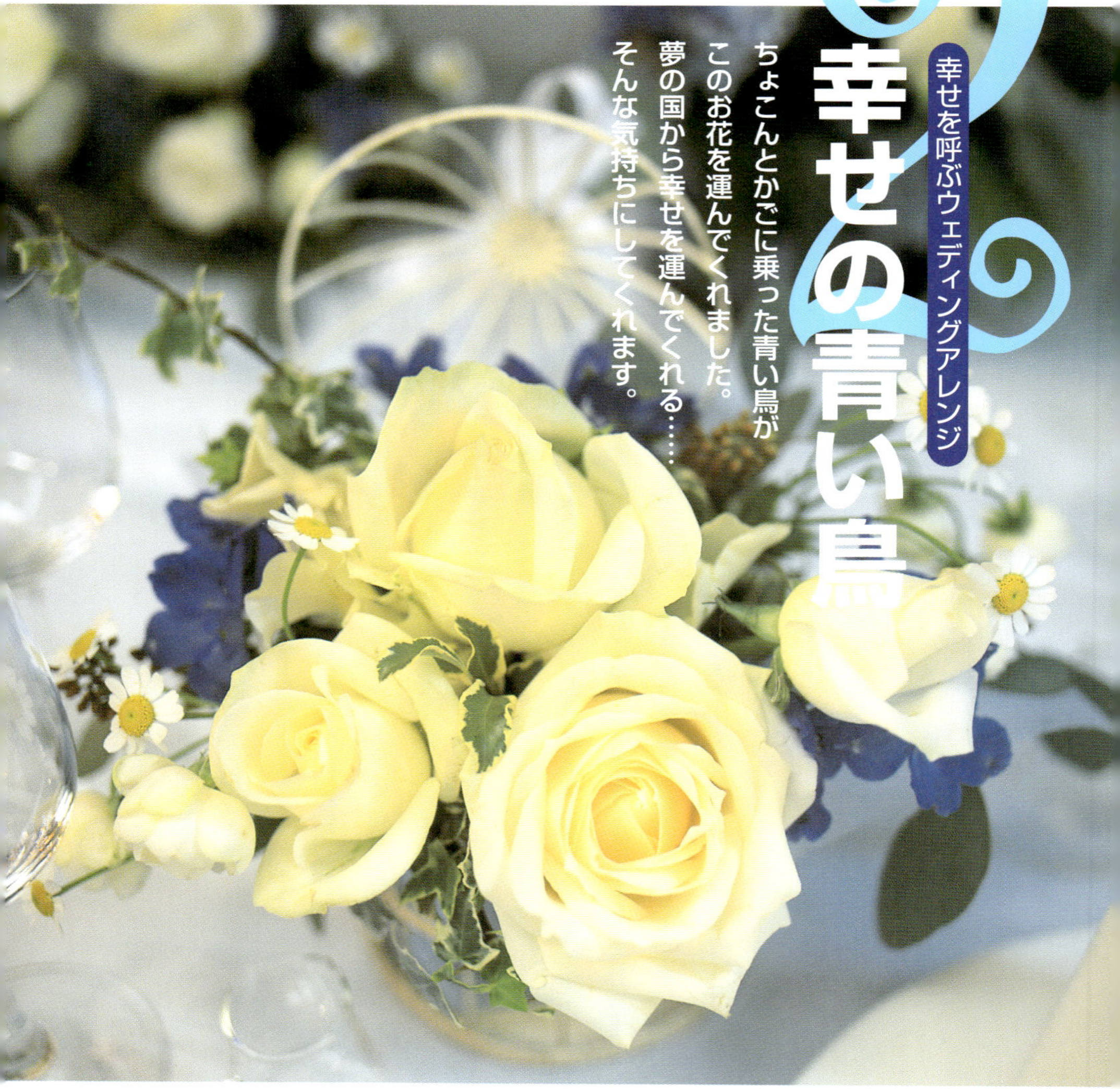

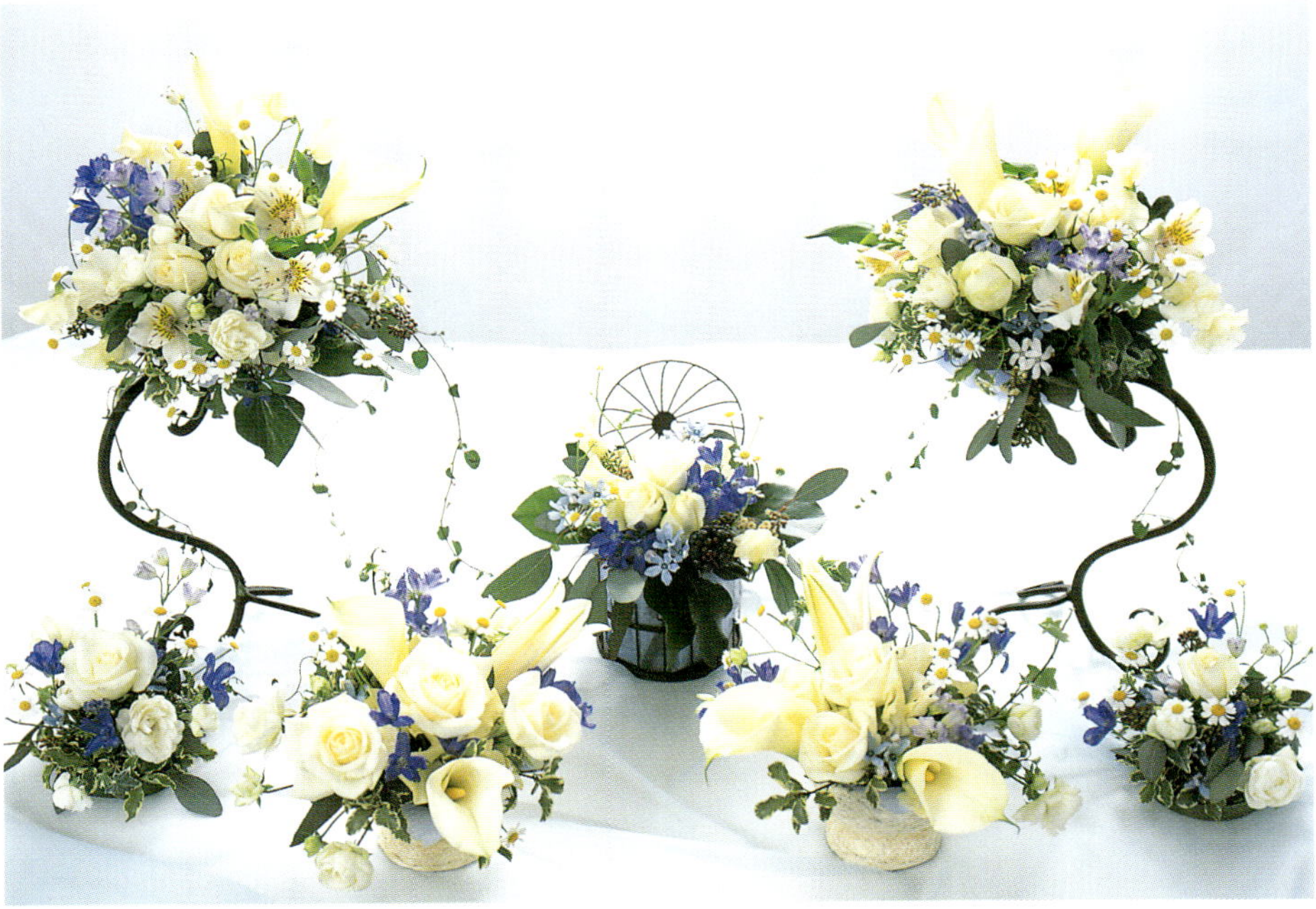

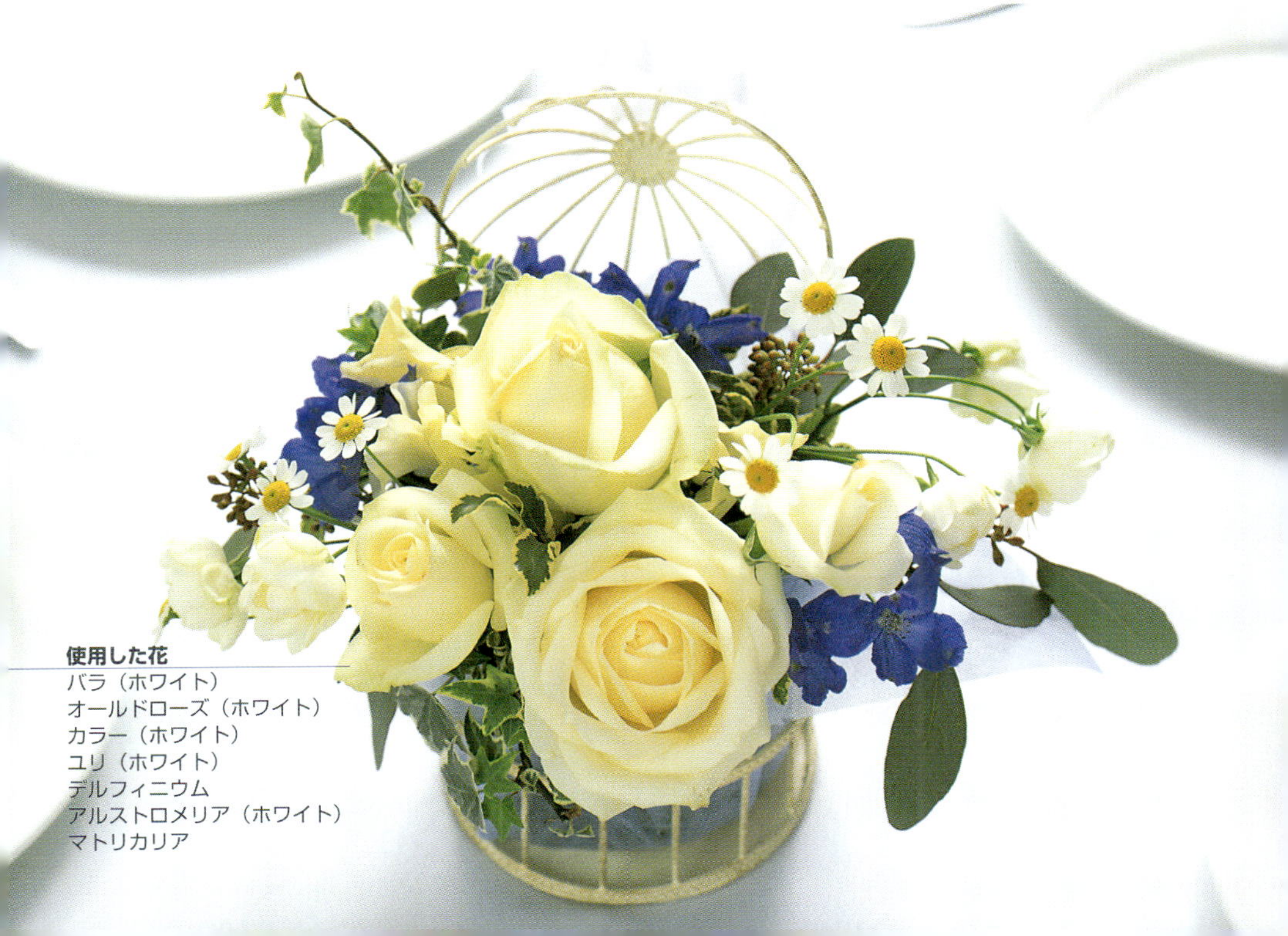

使用した花

バラ（ホワイト）
オールドローズ（ホワイト）
カラー（ホワイト）
ユリ（ホワイト）
デルフィニウム
アルストロメリア（ホワイト）
マトリカリア

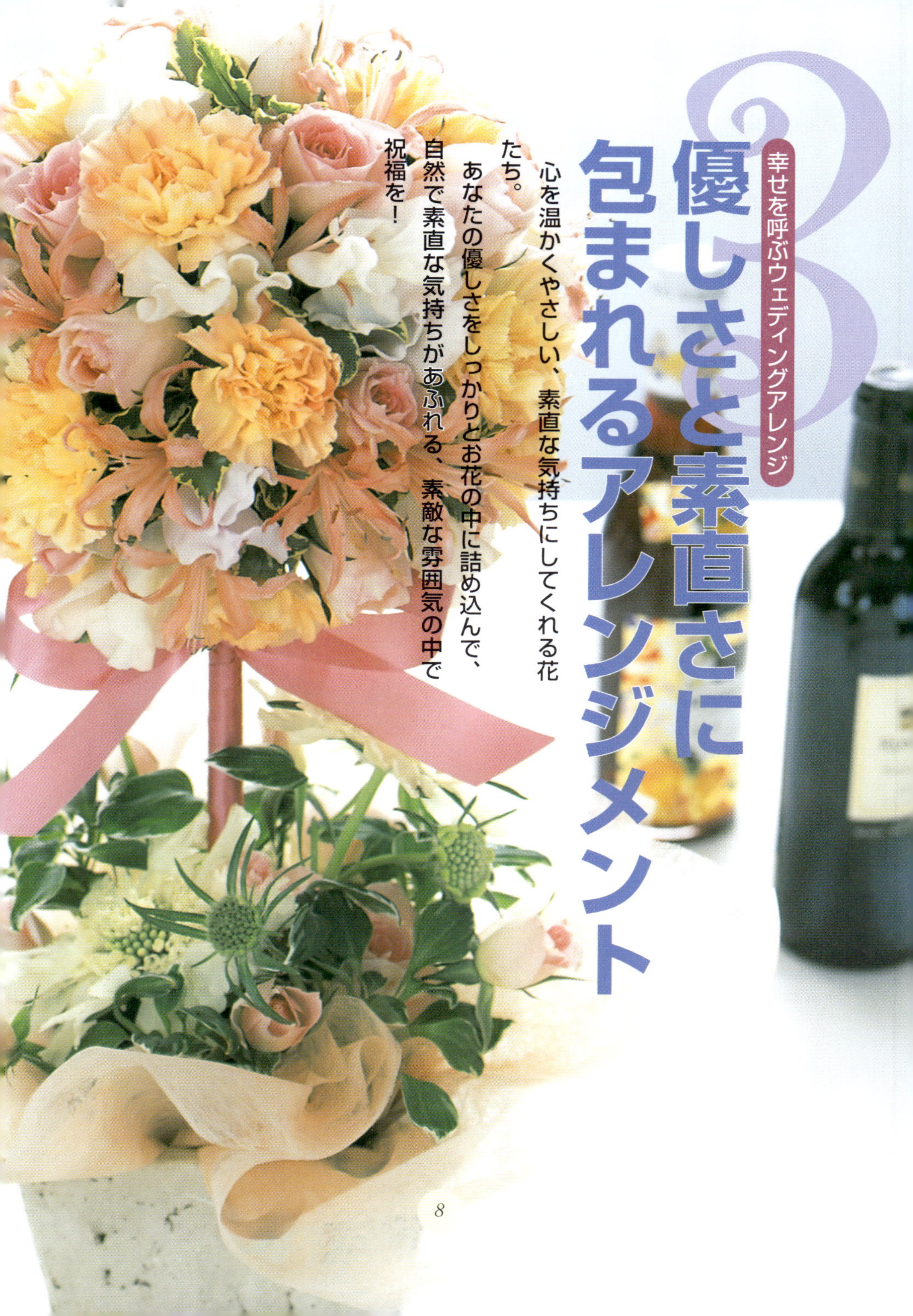

3

幸せを呼ぶウェディングアレンジ

優しさと素直さに包まれるアレンジメント

心を温かくやさしい、素直な気持ちにしてくれる花たち。

あなたの優しさをしっかりとお花の中に詰め込んで、自然で素直な気持ちがあふれる、素敵な雰囲気の中で祝福を！

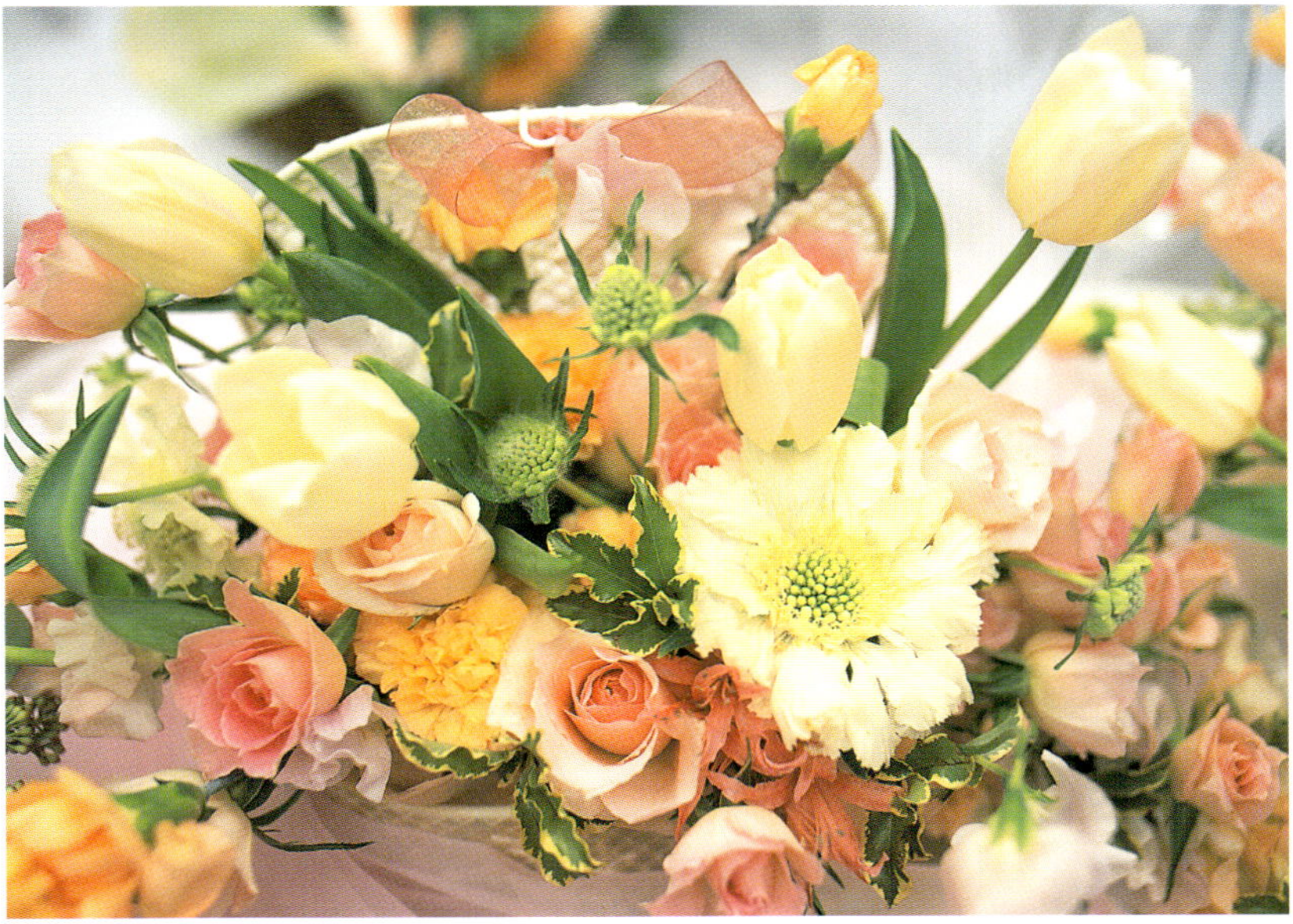

使用した花

バラ（ピンク）
スプレーバラ（ピンク）
スカビオサ（ホワイト）
スウィートピー（ピンク、ホワイト、オレンジ）
チューリップ（ホワイト）
ネリネ（ピンク）
カーネーション（オレンジ）
ピットスポルム

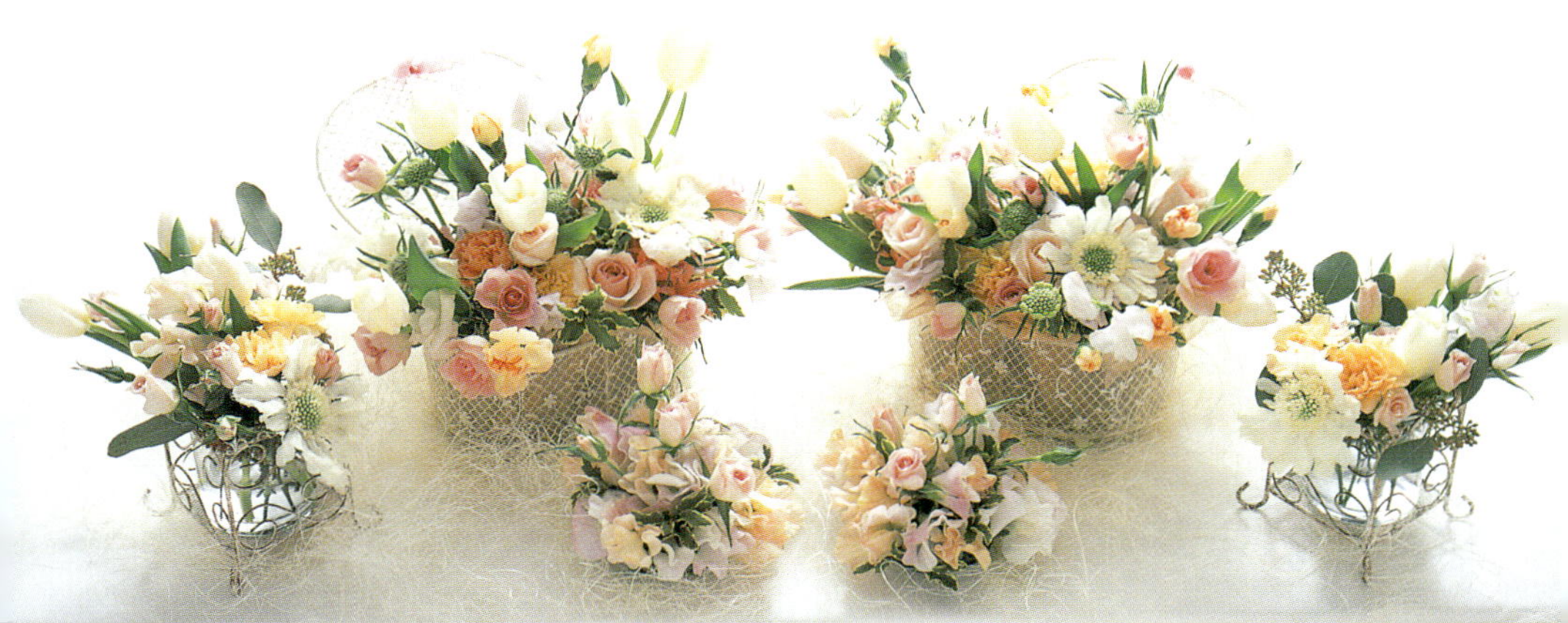

24 幸せを呼ぶウェディングアレンジ
ブーケ

新しい生活の第一歩の日を、おふたりにとって意味のある日にするために、そして、将来のおふたりにとって思い出深い1ページとして刻むために、私たちフラワーハートセラピストは、打ち合わせから思い出づくりまでトータル・コーディネート、トータル・セラピーをめざしています。

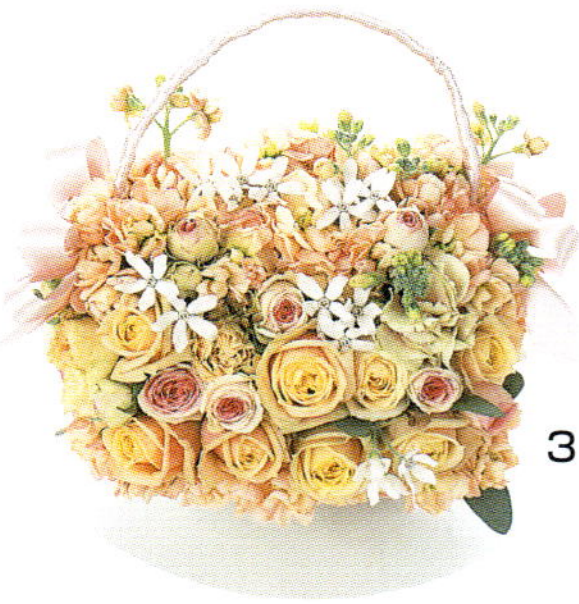

3

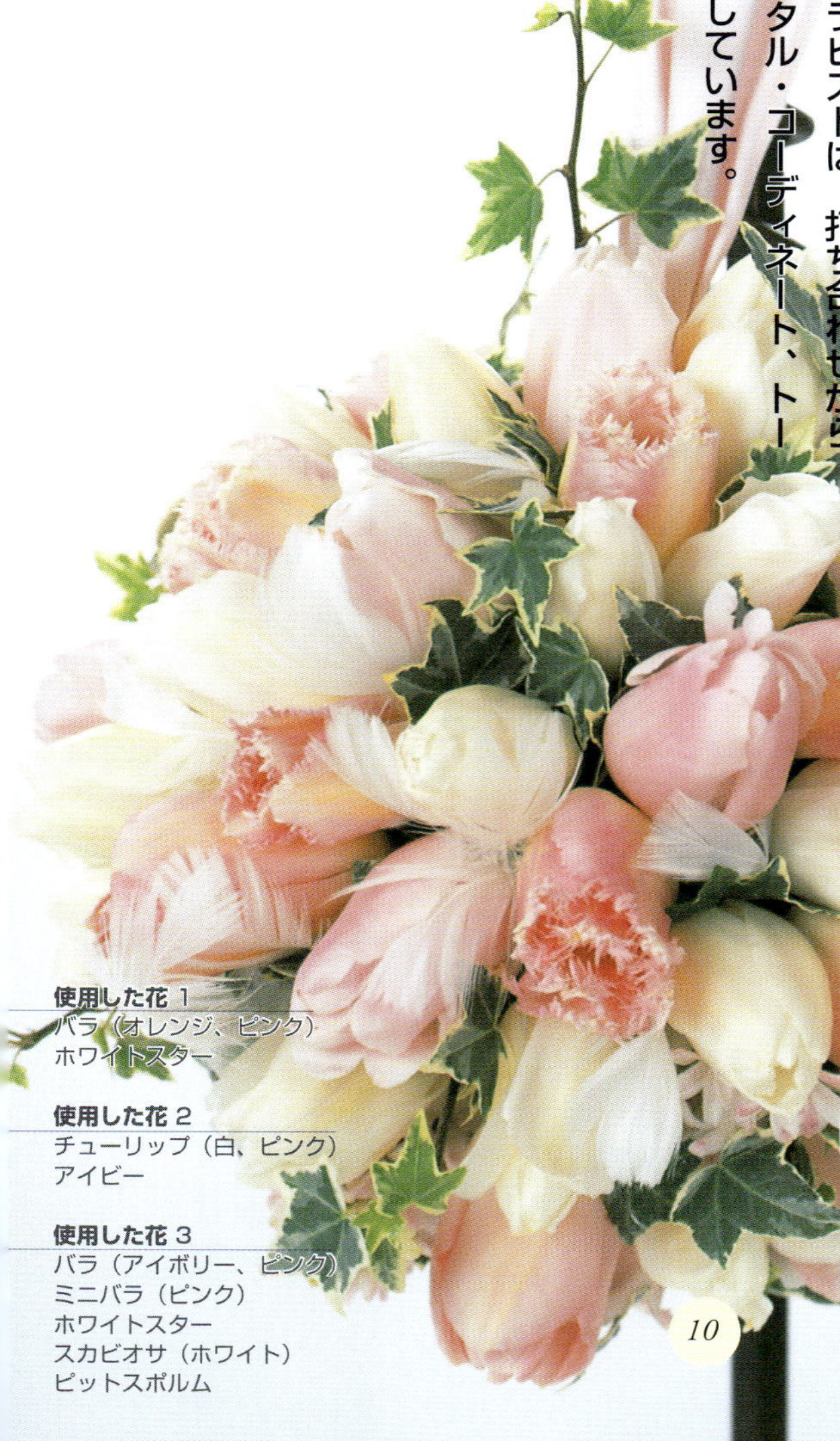

2

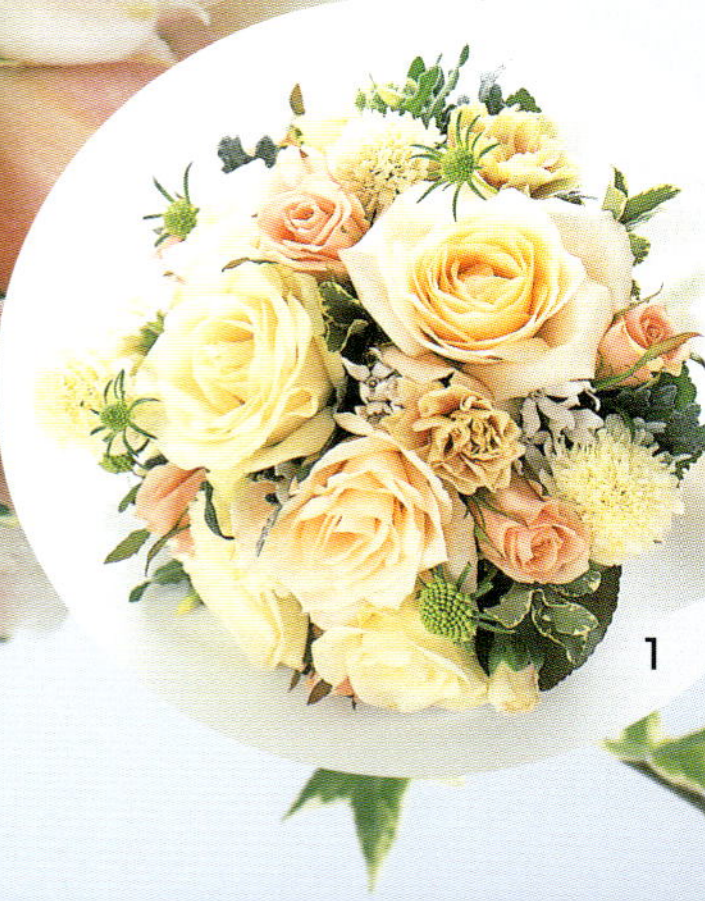

1

使用した花 1
バラ（オレンジ、ピンク）
ホワイトスター

使用した花 2
チューリップ（白、ピンク）
アイビー

使用した花 3
バラ（アイボリー、ピンク）
ミニバラ（ピンク）
ホワイトスター
スカビオサ（ホワイト）
ピットスポルム

第1章●花の心理テスト

花は何を私に教えてくれるの?

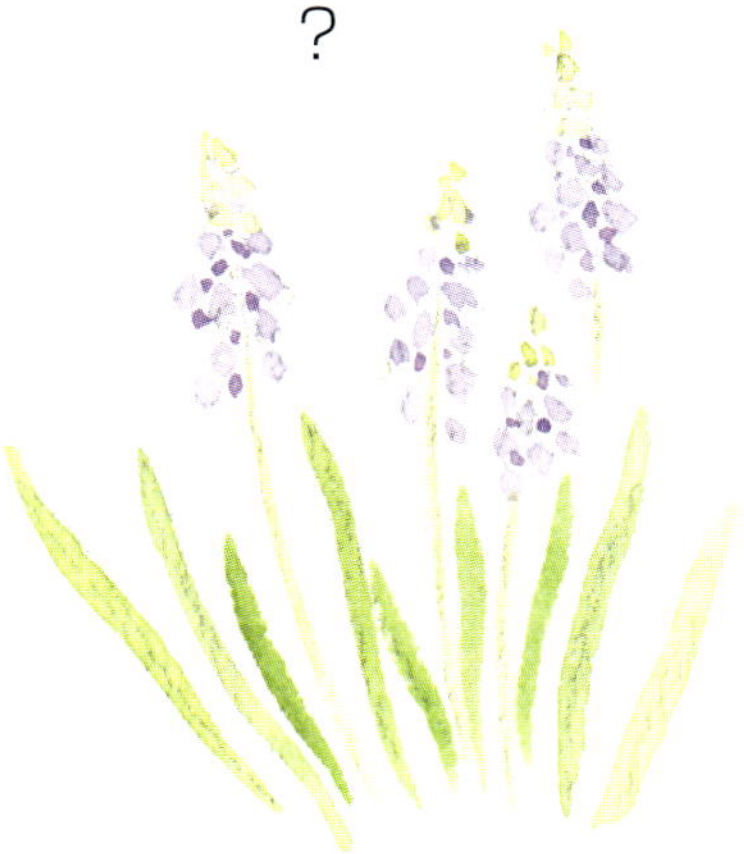

花は私に何を教えてくれるの？

心理テストは心理学の理論をベースに、さまざまなツールを使って潜在意識を掘り起こすものです。

花の心理テストのツールは「花」。

花は命あるものです。その色、形、香り、質感などあらゆる要素に、生命力あふれる豊かなイメージがひそんでいます。花の心理テストは、そんな花のもつ多彩なイメージと心の相関関係に導き出されるものから、あなた自身も気づかない心の内側を読みとっていこうとするものです。

左のテストで花が教えてくれるテーマは、「癒し」。あわただしい生活のなかで、自分でも気づかないうちに傷ついていませんか？　命ある花は大きな力をもっています。そして、だれにでもふれたり眺めたりできるほんとうに身近な存在です。

花好きのあなたが、ふだんの暮らしのなかで癒されるように、分析のあとの処方箋では、あなたにぴったりの花を提案しました。

花の心理テスト●1

「あなたはこんなところを癒されたがっている」

花にまつわる12の質問。花々が織りなすそれぞれのシーンで、あなたは何をイメージするでしょうか？　あなたの花を愛する想像力が、癒しの力を呼び起こします。

あまり深く考えないで、素直な気持ちで答えてみてください。

Q1　失恋した友人に励ましのカードを贈るあなた。どんな花のイラストの入ったカードを選びますか？　好みの似た友人だから、あなたの選択をきっと喜んでくれるはず。

①　赤いカトレアのカード　②　紫のベルテッセンのカード　③　ヒマワリのカード

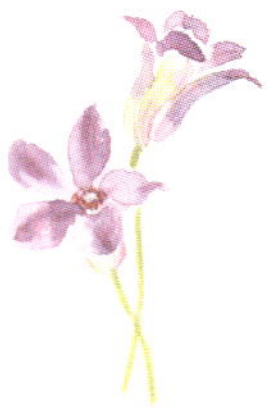

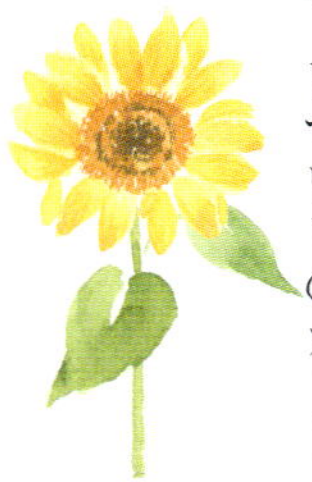

④　ブルースターとカスミソウのカード　⑤　ピンクのガーベラのカード

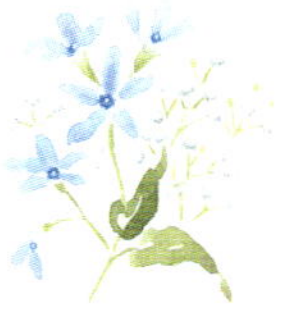

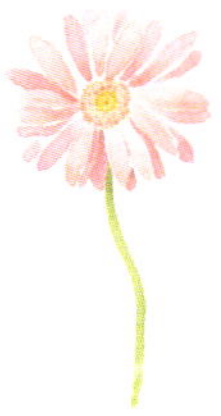

Q2 Q1のカードに添えるメッセージを、次の中から選んでみてください。

①大丈夫だよ。私がそばにいてあげるから

②暗い顔ばかりしていないで、どこかに遊びに行こうよ

③あんな悪いやつ、いつか私がやっつけちゃうからね

④ごめんね、役に立てなくて

⑤流した涙もきっとムダにはならないよ

Q3 あなたがプレゼントしてもらいたいのは、どの花束ですか?

①

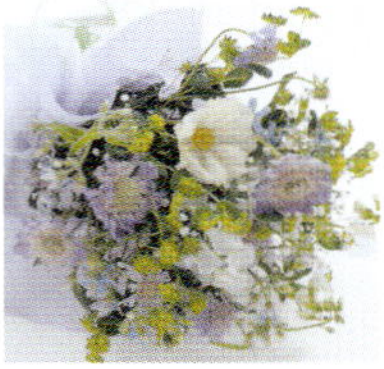

②

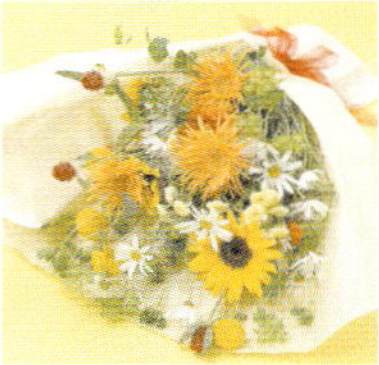

③

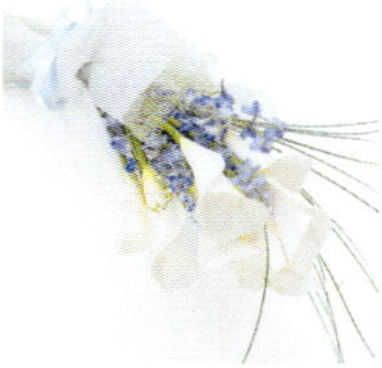

④

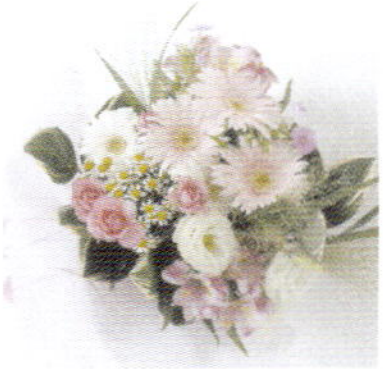

⑤

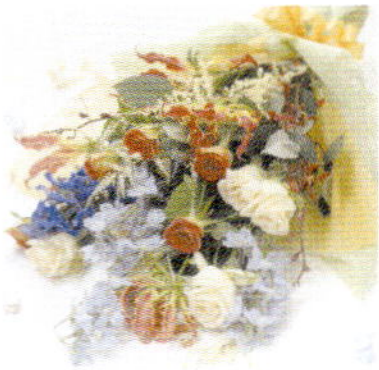

Q4 あなたが好きなように花を生けられるとしたら、どんな花器を選びますか?

①ジョウロなど、遊びのある形

②格調高いヨーロッパ磁器

③シンプルな筒状のクリスタルガラス

④籐のバスケット
⑤どれを選ぶか迷ってしまう

Q5 あなたが部屋に花を飾るのはどんなときですか？
①気に入った花を見つけたとき、衝動買いして
②いつでも。花の世話が好きだから
③人からもらったとき
④イライラしたとき、気分転換に
⑤だれかを部屋に招くとき

Q6 花を挟んで向き合う男性と女性。女性は男性に何と言っているのでしょうか？
①わあ、うれしい。私のために選んでくれたのね
②感謝の印に、あなたへのプレゼントよ
③ありがとう。（でも、私この花あまり好きじゃないな）
④すみません、私なんかがいただいてもいいの？
⑤わあ、本当にありがとう。（おかえしは何がいいかしら）

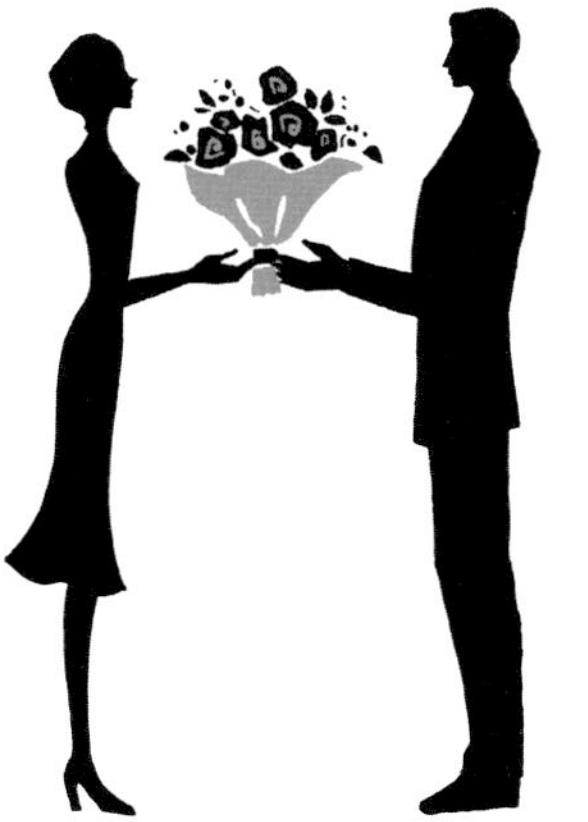

Q7 窓際に台があります。台の上に植物を飾るとしたら、次のうちどれを選びますか？

① 手間のかからない観葉植物の鉢植え
② ヨーロッパ磁器の花器に入れた、格調高いアレンジメント
③ ミニオブジェのついた、遊び心のある寄せ植え
④ 種から育てた花を、切り花で
⑤ すぐには決められない

Q8 魔法にかけられた、あなたと友人たち。花に変身したみんなは一つの花束にまとめられてしまって……。あなたはどの花に変身したのでしょう？

① 紫のワスレナグサ
② 黄色のガーベラ
③ 赤いハイビスカス
④ ピンクのナデシコ
⑤ 白いユリ

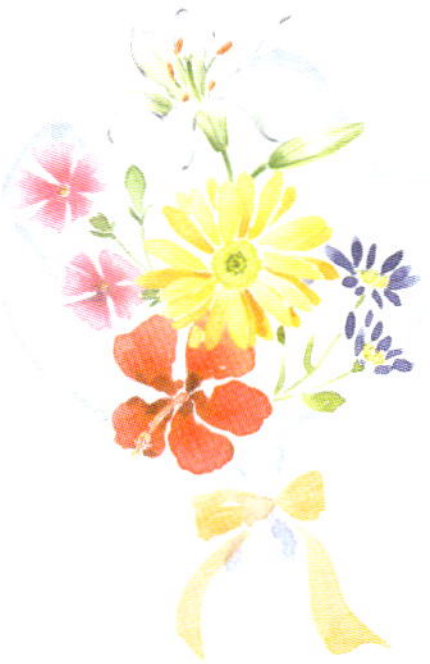

Q9 見渡すかぎりの花畑。今のあなたならどんな花畑に行ってみたいですか？

① ナノハナの花畑

②　コスモスの花畑
③　バラの花畑
④　ラベンダーの花畑
⑤　スイセンの花畑

Q10　あなたはフラワーショップの店員さん。ある日、あなたの仕入れた花がたくさん売れ残ってしまいました。「こんなことでは困る」と店長のキツイお叱り。あなたは何と言いますか？

①　「売れ残った原因は何でしょうか？　ディスプレイの仕方か、天候か……」
②　「売れると思ったんですけど、カンが外れてしまいました」
③　「店長、お困りですよね。こんなに売れ残ってしまって」
④　「これからは全部売り切るようがんばります」
⑤　「やっぱり私には仕入れの判断はできないので、これからは店長が指示してください」

Q11　次の文章の□に、あなたならどんな言葉をあてはめますか？
「花は美しい。だが、ただそれだけではない。人々が花を求めるのは□からだ。」

①人間と話すより、花と語らうほうが安らぐ
②暮らしの場を演出するのに役立つ
③さびしさを慰めてくれる
④あふれる愛を伝える使者となる
⑤人生や生活を色とりどりに飾り、楽しみたい

Q12 Aさんがベランダで始めた、ガーデニングのまねごと。花は心を和ませてくれるけど、世話は結構面倒なもの。あなたがAさんなら、どんなふうに世話をする？

①始めるときはいいけど、続かないのが玉にキズ。水やりを忘れて枯らせてしまうかも
②花の世話は大好き。水や肥料をやりすぎてダメにしないよう要注意
③一度始めたことは、最後までやりとげる。疲れていても、意地になってやり通す
④疲れすぎたら、何もしたくなくなるタイプ。だれか水をあげてくれるといいけどな
⑤野菜など、実のなるものなら、一生懸命世話をするかも

あなたにかくれている心の痛みと疲れを「花」が癒します

12の質問はいかがでしたか？　このテストでは、あなたが癒しを必要としていること、そして、あなたが気づかないうちに心の痛みや疲れとなっていることを浮かび上がらせ

ます。診断のあとには、花を愛するあなたが、花によってさらに心を満たされ、癒されるように、具体的なアドバイスを入れてみました。やっぱり、花のある生活は、心と体によいみたい！

さあ、あなたはどのタイプ？
チェックシートで採点してみましょう。

●採点の方法

あなたの答えを、各質問の回答、それぞれ①～⑤の中から一つ選び、チェックします。すべて回答したあと、チェックしたa、b、c、d、eのそれぞれ合計数を数えましょう。質問によっては、該当するアルファベットの数が複数の質問もあるので注意しましょう。

そして、a～eのなかで合計数のもっとも多いタイプが、ズバリあなたのタイプです。もし、二つのタイプが同じく多ければ、あなたはその両方のタイプの要素をもっているといえます。

	A1	A2	A3	A4	A5
Q1	a	e	c	d	b
Q2	b	c	a	d	e
Q3	d	c	e	b	a
Q4	c	a	e	b	dd
Q5	cc	b	a	d	e
Q6	c	b	aa	d	e
Q7	e	a	c	b	dd
Q8	d	c	a	b	e
Q9	c	b	a	d	e
Q10	eee	ccc	bbb	aaa	ddd
Q11	a	ee	d	b	c
Q12	c	bb	a	d	e

さて、あなたの本当のストレスの原因は？
そして、そんなあなたを癒してくれる「花とのふれあい」とは？

タイプa　わかっているのに完璧主義を変えられない

多少のことではへこたれないあなたは、その強さの裏側に完璧主義者の顔をもっています。理想が高く、ひとつの目標を決めたら、それに向かって努力していく人ですね。仕事でも趣味の習い事でも、何でもトコトン極めたいあなた。まわりの人たちにもその完璧さを求めてしまうため、たびたびあつれきが。いい加減な人にはついいら立ったりしませんか？

あなたの恋人選びにも、そんな傾向があります。最初は理想的な男性だったのに、そのうち相手の欠点が目についてしまって満足できなくなるパターン。

人の能力は十人十色なのに、ついつい自分の価値観を優先してしまうあなた。いつもその調子だと、煙たがられてしまいますよ。完璧主義が自分を追いつめているとわかりつつ自分を変えられないことがストレスです。

〈花の癒しの処方箋〉

できなかったことを悔やむより、できたことを素直に喜ぶ……それを意識して表現してみて。あなたのそんな変化に、まわりの緊張感もほぐれてくるはずです。

部屋には安らげる花をいつも飾っておきましょう。リビングに薄いピンクのスプレーカーネーションなどがおすすめです。アレンジメントでもすっかりおなじみの一般的な花ですが、母をイメージさせ、やわらかくかわいらしい色や姿が、あなたを癒してくれるはずです。

タイプb　お節介が空回り。ほどよい距離感を保てない

心配りと優しさがあなたの長所ですね。でも、それがときどき行きすぎて、相手にとってはお節介に。「これだけ親切にしてあげているのに！」なんて感じているなら、空回りしている証拠です。あなたが何にでも手をさしのべてあげることが、逆に相手の成長を妨げていない？　あなたの母性的な愛情が彼の重荷になったり、いつの間にか母親代わりにされて……なんてことも。

そんなあなたは、実は、自分の気遣いを相手に感謝してもらうことで、存在価値を認めてもらいたいのでは？　だれにでも、人の助けを借りずにがんばるべきときや、そっとしておいてほしいときがあるものです。人との距離のバランスがうまくとれないあなた。自分が思うほどには他人から十分な評価や感謝をされないときに、さびしさを感じ

て落ち込んでしまいますね。

〈花の癒しの処方箋〉

恋をするときは、ほどよい緊張感を保つのがポイントです。愛情の交流だけではなく、知的な部分を刺激しあうことで育つ恋もあるのです。それがわかればクールな大人の恋に出会えるかもしれませんよ。友人関係もそう。心地よい距離感を見つける努力を。たいていのことは受け入れ、また物事に一途なあなたは、目につくところに青いリンドウを飾ってみると落ち着いて他人のことを思いやれる冷静さを得られます。ともすれば暴走しがちな愛情やひとりよがりの恋のゲームに、ブレーキをかけてくれるはずです。

タイプc　スケジュール帳がいつもびっしりなヒマ恐怖症

好奇心いっぱいで自由奔放なあなたは、やりたいことがありすぎ。次から次へと新しいことに手を出して、途中で投げ出す悪い癖はありませんか?

自分の能力を過信して、あれもこれもと欲張れば、パンクしてしまうのは当たり前です。もしかして、あなたのスケジュール帳は、友達との約束や仕事、趣味の予定でびっしりじゃない? 「どうしてこんなに忙しいんだろう」と感じ始めているのなら、要注意。きっと恋人も、エネルギッシュすぎるあなたに振り回されているはずです。

少しでも時間が空くのがストレスのあなた。みずから進んで忙しくしていないと心が満たされないのは、だれも相手をしてくれないことを何よりも恐れているからです。あなたの限界以上のガンバリは、まわりだけでなく、あなたの心も疲れさせるだけなのです。

〈花の癒しの処方箋〉

どんどん突っ走ってしまうあなたは、ときにはのんびりした時間を過ごして、これまでの自分を振り返ってみることも必要ですね。あなたがいちばん嫌っていた「何もしなくていい時間」こそを無理してでもつくってください。そこにお気に入りの花があれば最高の癒しの時間。

静かな音楽をバックに、おいしいハーブティーを飲みながら好きな本でも読めば、一人の時間もすてきに感じられます。あなたの移り気をコントロールする白のカラーを飾れば、自然と心が落ち着いてきます。

タイプd　自分が出せなくて、悶々《もんもん》。ほんとうの自分はちがうのに……

他人の気持ちを察するのが早いあなた。そのぶん、他人からの影響を受けやすい繊細さももっています。知らず知らずのうちに、ストレスをため込んで「もうみんな勝手なんだから」なんて一人で爆発してしまうこともあるみたい。

強引な彼に押し切られてスタート、なんてパターンが、あなたの恋には多いようです。いつも彼好みのヘアスタイル、ファッション、趣味に合わせてばかりいて、ほんとうの自分を見失っていなければいいのですが……。

決断を求められる場面になると、大いに迷ってしまって、ついつい結論を先送りしがちなのも、ほんとうの自分の意見はあっても、争いが怖くていつも人の言いなりだから。いつも「本当の自分」がおなかのあたりでくすぶっていて、胃もたれ状態なあなたです。

〈花の癒しの処方箋〉

とても繊細で、ついつい自分の中にこもってしまうあなた。最初はなかなか難しいことだけれど、もっと自信をもって、あなたらしさを周囲の人に伝えていくことを心がけて。実はまわりの人々はあなたの意見をききたがっているものなのです。焦らずゆっくり、ゆっくり……。

そんなあなたは、燃えるような赤いストローベリーキャンドルを飾ってみると、びっくりするほど心の中にエネルギーが満ちてくるのを感じるはず。やがて迷いの霧がすっと晴れていきます。

タイプe　ドライにしてるけど、ほんとうはもっとみんなと仲良くしたい

知的でクールな合理主義者のあなた。きっと、仕事や日常生活を要領よくこなしていける人なのでしょう。ムダなことが嫌いなあなたは、人づきあいも自分にとってのメリットで判断しがち。

そんなスタンスなので、恋におぼれることも少ないようです。

何事もムダにならないか考えてから行動するあなた。でも人間関係ってそんなに簡単に割り切れるものではありません。回り道や迷いのなかで育つ関係があることは、頭のいいあなたならわかっているはず。それなのについつい人間味ある交流から、自分を遠ざけてしまうのです。そんなかたくななプライドが、あなたのストレスのもと。「私は私」という態度を出しすぎて弱みも見せられないさびしさは、年を重ねるごとに強くなるもの。心から親友と呼べる友人も少ないのでは？


〈花の癒しの処方箋〉

何でも理詰めで通してしまいがちなあなたは、頭の中だけではわからない、感性を刺激するできごとに遭ってみるべき。もちろん、花や緑を育てたりすることもいいですね。

また、ときにはいつもとちがう散歩道を歩いてみては？　偶然見つけた花屋さんで、マリーゴールドの花束を作ってもらいましょう。気持ちを優しくする花が日ごろがんばっているあなたへのプレゼント。

あなたもまだ知らない世界の友達が、たくさん待っているかもしれませんよ。

花の癒しを感じられましたか？

あなたのストレスの原因はどのタイプでしたか？

花のもつ豊かなイメージを利用した心理テストなら、答えを想像するだけでも心がほぐれてきたのではないでしょうか？　結果を見て、意外な自分を発見したり、ああ、やっぱりと納得したり……。アドバイスとしてそれぞれの処方箋をつけましたが、あなたのこれからの毎日に、どこかさりげなく生かしていただけたらと思います。

植物にひそむ生命力の癒しを活用したものは、アロマテラピーや園芸療法が知られていますが、育てるのはもちろん、アレンジで花を触ったり嗅いだり、あるいは野の花を見たりすることにも、私たちをとてもよい気持ちにしてくれる力がひそんでいるのです。

そう、花は、いつでもあなたを癒し、励ましてくれる、生命力あふれる魅力的なパートナーなのですから。

花の心理テスト 2
「あなたの恋を成就させてくれる花をさがしましょう」

Q1　へとへとに疲れ切って電車に乗ったあなた。やっとみつけた空席に腰を下ろしてほっとしたところ、高齢の女性があなたの前に立ちました。

①　迷わず席をゆずる
②　迷いながらしぶしぶゆずる
③　迷うけれどゆずれない
④　今回は絶対ゆずれない

Q2　ケンカした友達との仲直りのために花をプレゼントするとしたら……。

①　ヒマワリ
②　赤いバラ
③　ピンクのユリ
④　レースフラワー

Q3　デートのとき、彼氏に着てほしいシャツの色は？

①　白と水色のさわやかなストライプシャツ

② やわらかなみどり色のシャツ
③ 元気のいい黄色のシャツ
④ 渋い黒シャツで決めて欲しい

Q4 子ども時代を思い出してください。夏休みの宿題はどんなふうに片づけましたか?
① 計画的に早めに終わらせるほうだった
② 友達といっしょに勉強した
③ ギリギリまで放っておいて、一夜漬け
④ 親に手伝ってもらってやった

Q5 デートの予定のある日、定時退社をしようとしたそのとき、上司から残業を頼みたいと言われました。あなたならどうしますか?
① 今日は都合が悪いので……と断る
② 残業ならもっと早めに言っておいてください、と怒る
③ 仕事なら仕方ないとデートはあきらめて残業を引き受ける
④ 彼氏に待ってもらい、少しだけ残業する

Q6　あなたの彼が浮気をしているという噂が耳に入ってきました。あなたはどうする？

①　彼に会ってはっきりと問いただす
②　愛した人を信じて疑わない
③　浮気には気づかないふりをする
④　私も浮気をしてやろうかなと思う

Q7　デートのとき、約束の時間になってもなかなかやってきません。あなたの心のうちは？

①　何か事故でもあったのかと心配になる。
②　あと10分来なければ、怒って帰ろうと思う。
③　彼が心変わりしたのではないかと心配で仕方なくなる。
④　30分くらいなら、ぼんやり待てる。

さあ、あなたはどのタイプ？
チェックシートで採点してみましょう。
○をつけた数がいちばん多いアルファベットがあなたの恋のタイプです。

タイプA

やさしく家庭的なあなた。だれにでもやさしくできるのはいいのですが、時に八方美人になってしまい、思わせぶりな態度が恋の誤解を招きかねません。本命を逃さないためにも、けじめのある態度が必要です。やさしさの中に凛《りん》とした強さを秘めた、紫のトルコギキョウをそばに置いてみましょう。

タイプB

おとなしく、控えめなあなたは、恋にも不器用です。大切な人を前にすると愛の告白ができなくなるかもしれません。それほど好きでもないのに、ちょっと強引な男性に出会うと拒みきれないこともあるでしょう。自分を大切にするために、あなたのそばには元気のでるヒマワリを飾っておきましょう。

	Q1	Q2	Q3	Q4	Q5	Q6	Q7	○の個数
A	1	3	1	1	4	2	1	
B	2	4	2	4	3	3	3	
C	3	1	3	2	1	4	4	
D	4	2	4	3	2	1	2	

タイプC

万事マイペースなあなたは、自分を見失うことはあまりありません。あなたの個性を大切にしてくれる男性となら、楽しい恋ができるはず。でも、ときには彼のためにあなたが譲る場面があってもいいのかもしれません。あなたの恋をより豊かにする花は、可憐なブルースターです。

タイプD

恋にも障害が多いほうがつい燃え上がってしまうというのが、あなた。負けず嫌いの性格がゆえに、障害があればあるほど、それを乗り越えようとしてしまうのです。平凡な恋だと物足りないのかもしれません。けれど、ほんとうの愛はおだやかに進んでいくものです。あなたの心におだやかさを取り戻してくれるのは、ピンクのユリです。

花の心理テスト●3
「花が知らせるあなたの適職」

質問グループⅠとⅡの結果から総合的に診断します。

〈質問グループⅠ〉

Q1　あなたは自分の思ったことが表情に出やすいたちですか?

①　わりと出る
②　どちらかというとポーカーフェイス
③　どちらでもない

Q2　あなたは人を笑わせるようなことをするのが好きですか?

①　ユーモアはあるほうだと思う
②　笑わせるなんてできない
③　どちらでもない

Q3　あなたを花でたとえると、どれですか?

①　オレンジのチューリップ
②　白いマーガレット
③　どちらでもない

Q4　はじめての人ともうち解けて話せますか？
①　どんどん自分から話しかける
②　自分からは話しかけない
③　どちらでもない

Q5　パーティに参加したときには？
①　だいたいは楽しめる
②　退屈だと思う
③　どちらでもない

Q6　ご近所の人に対しては？
①　自分から挨拶する
②　自分からはしない
③　どちらでもない

◯診断Ⅰ

①の数が４つ以上……………………A

①②が３つずつ／または③が３つ以上……B

②の数が４つ以上……………………C

〈質問グループⅡ〉

Q1 旅行をするときには

① 念入りに計画を立てる

② 思い立ったらぶらりと

③ どちらでもない

Q2 あなたはどちらのタイプですか？

① 思い出を大切にしたい

② 将来のことを考えるとワクワクする

③ どちらでもない

Q3 どちらの仕事が好きですか？
①単純だけれど正確さを求められる仕事
②アイデアで勝負する変化のある仕事
③どちらでもない

Q4 花を買うときの動機は？
①プレゼントなど目的があって買うことが多い
②なにげなく、気に入った花を買うことが多い
③どちらでもない

Q5 自宅に飾る花、フラワーデザインはどちらがいいですか？
①安定感のある、きれいなドーム型のアレンジ
②躍動感のある、自然の野原を表現したようなアレンジ
③どちらでもない

Q6 選択に迷ったとき、あなたはどうする？
①じっくり吟味して答えを出す
②迷ったときこそ直感で決める

③　どちらでもない。

○診断Ⅱ

①の数が4つ以上……………………ア

①②が3つずつ／または③が3つ以上………イ

②の数が4つ以上……………………ウ

●総合診断　あなたの適職は？

①　サービス業・福祉関連職

人を喜ばせるのが大好きなあなたは、そのサービス精神を発揮できるサービス業や福祉関連の仕事が向いているといえます。ユーモアもありますが、慎重さもあり、手堅い仕事が期待できそうです。

②　ショップ店員

接客をさせたら、あなたの右に出る人はいないはずです。臨機応変にお客様の心をなごませながら、気持ちよ

質問Ⅰ／質問Ⅱ	A	B	C
ア	①サービス業・福祉関連職	④受付・営業事務	⑦技術職・経理
イ	②ショップ店員	⑤教育関連職	⑧研究補助職
ウ	③営業職・広報	⑥企画職	⑨アーティスト

くショッピングをしてもらえそうです。お客様の言葉にならないニーズをキャッチするのが得意です。

③ 営業職・広報

直感的な判断力があり、外向性のあるあなたは営業職に向いているといえるでしょう。当意即妙な受け答え、シャープな頭脳の回転が武器となります。テクニックを磨けば、トップセールスになれる可能性は大。

④ 受付・営業事務

人当たりはよいほうですが、自分が主役になるような押しの強さはありません。縁の下の力持ちとして、人をサポートする事務職が向いているようです。やや慎重すぎる面があるので、柔軟性をもつようにしましょう。

⑤ 教育関連職

バランス感覚のあるあなたは、かたよりなく知識や技能を広めるために力を発揮できるでしょう。ただ、悪くいえば優柔不断な面がありますので、ここぞというときには強さを発揮できるように準備しておきましょう。

⑥ 企画職

自由な発想を得意とするあなたの適職は企画職です。あれこれと新しいアイデアが生まれてくるあなた。アイデアを形にするためには人脈も大切です。発想力におぼれることなく、援助してくれる人とのつながりを育てましょう。

⑦　技術職・経理

うわついたところの一切ないあなたは、じっくりと腰をすえてする仕事に向いているといえるでしょう。ミスが少なく、真摯な仕事ぶりは周囲からの信頼を集めます。ちょっと堅物すぎるくらいがよいのかも。

⑧　研究補助職

決められたことを、その手順にしたがい、こなしながらも、柔軟性のあるあなたに向いているのは研究補助職。研究者が行き詰まりを感じているときには、さりげない気遣いでサポートします。

⑨　アーティスト

豊かな感性と他人とまじわらない独自性があなたの個性です。人に合わせるのはあまり得意ではありませんから、ユニークな感性を一人あためて形にしていくとよいでしょう。あなたの才能を花開かせてくれる理解者をみつけましょう。

第2章●芙和せらとティータイム

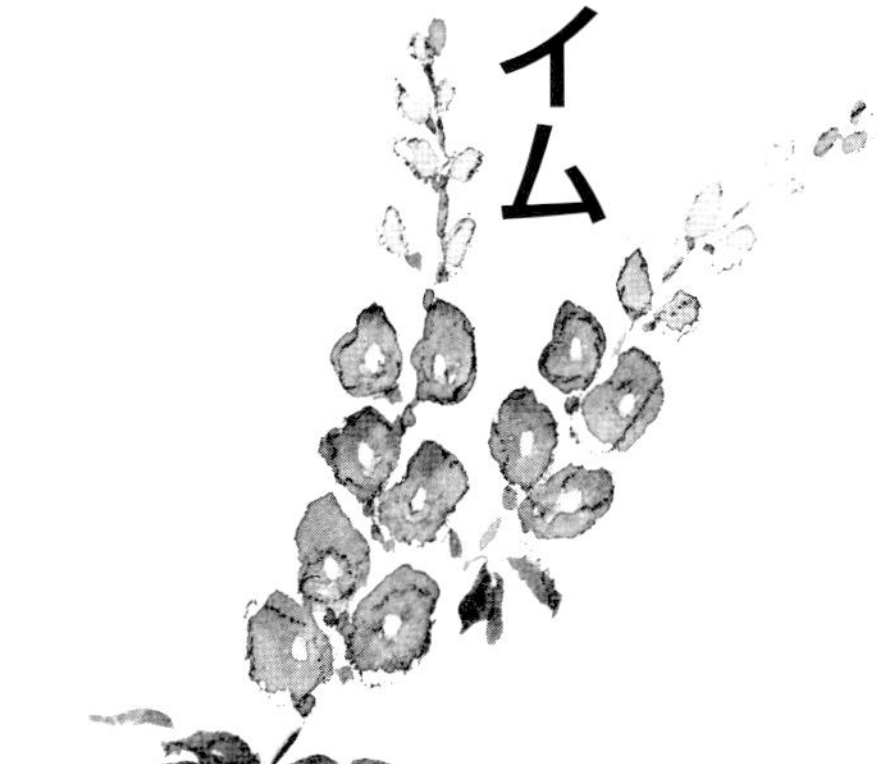

人と花とのやさしい関係

春はなんとなく優しいこころもちになりたい気分ですね。
今日はそんなときのためのお茶、ビーナスティーをどうぞ。
窓辺にはバラのアレンジメントを飾って……。
ところで、忙しい毎日を
送ってらっしゃるのではないかしら?
最近出会った花を思い出せますか?

おすすめの花アレンジ

●優しさを伝えるアレンジメント

バラが神経の緊張をやわらげ、情緒性豊かな優しさをくれます。また、マトリカリアはストレスを受け止め、気持ちを落ち着かせてくれます。スカビオサがほどよい協調性を育ててくれます。

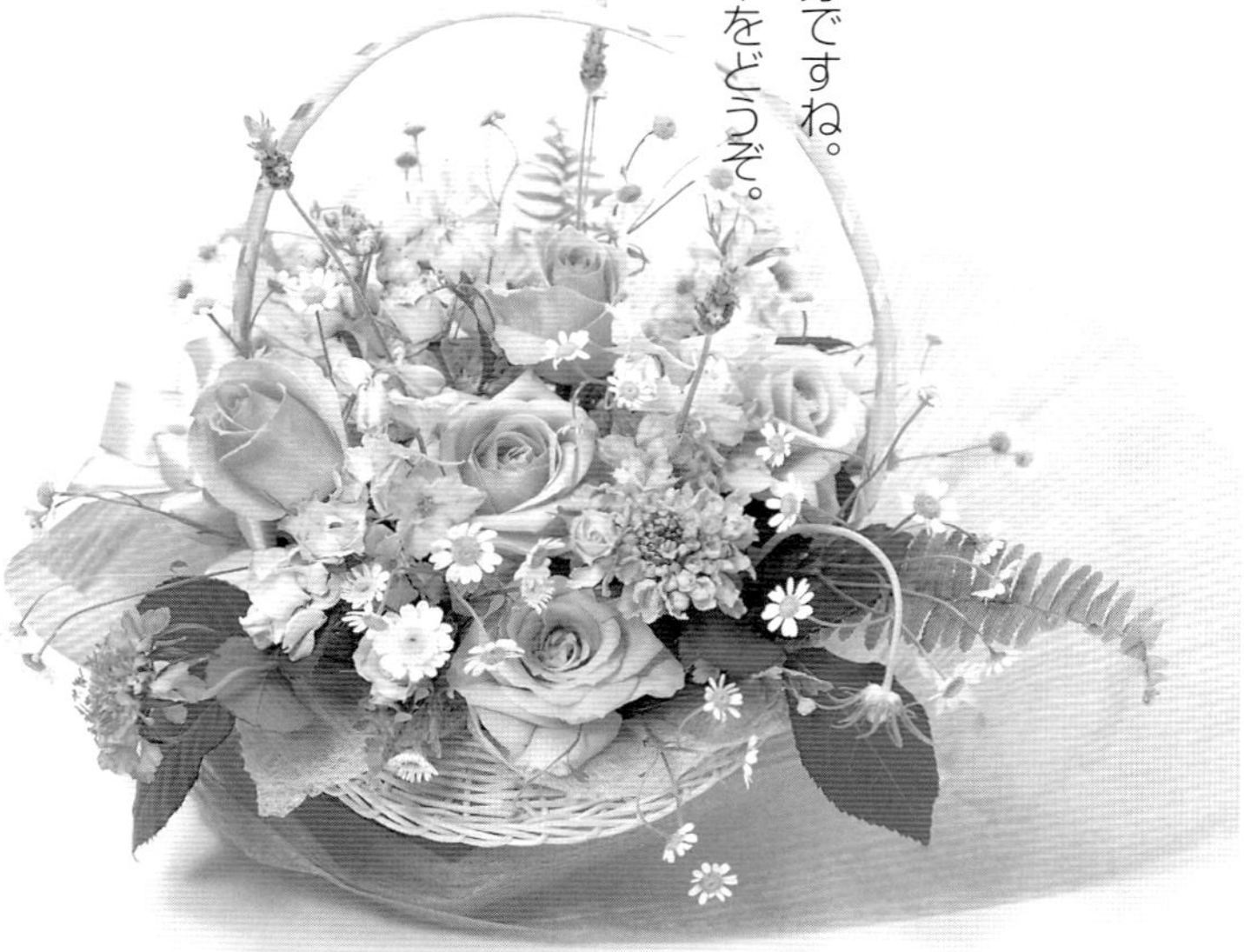

○最近出会った花を思い出せますか？

あなたは最近、美しいと思った花や木々を思い出すことができますか？

灰色一色だと思っていた街にも、よく目をこらすと、花や緑が顔をのぞかせているのに出会うでしょう。アスファルトのひび割れに懸命に咲いているタンポポ、駅前広場のパンジー、生垣のサツキなどなど。

でも、こころが余裕を失い、疲れていると、あざやかな彩りの花にすら気づかないことがあるようです。

私のカレッジに通ってくる人たちによく「最近、気になった花はありますか？」と問いかけます。

「庭に植えた黄色のバラがやっと咲いたんですよ」と弾んだ声で答えてくれる人。

「前回使ったユーカリの木の香りが気に入って、毎日楽しんでいます」と笑顔で答えてくれる人。

「……」黙ったまま、首をかしげ、「忙しすぎて花を見る余裕がありませんでした」と、やや悲しげな声が返ってくることもあります。

カレッジに通ってくる人たちは、もともと花が好きな人です。それでも、生活に追われると花どころではなくなってしまうようです。

だからこそ、と私は申し上げたいのです。自分のために週に一度でかまいません、花や緑と対話する時間をあえてつくっていただきたいと。

カレッジに通ってくる人たちは授業に参加することで、その時間を確保しているようです。あなたはどんなふうに花と語らっていますか？

週末に一輪の花を買って帰る。

近所の公園をゆっくり散歩する。

通勤途中のよそさまの庭に見とれる。

などなどいろんな語らい方がありますね。

街にはたくさんのフラワーデザインやアレンジメントの教室があり、通っていらっしゃる方も多いのではありませんか？

私のカレッジには、アレンジメントは生まれて初めてという初心者の方もいれば、アレンジメント教室の先生もいます。どなたでも安心して通っていただけるのが、フラワーハートセラピーのよいところです。

○花とたたかわないで

先日、若いけれどアレンジメント歴の長い方が、難しげな顔をして花と格闘していました。ちょうどその日は「優しさを表現するアレンジ」というタイトルのついた、優しい気持ちを育て、他者の気持ちに寄り添える効果のある花を集めていたのです。ほかの人たちは、花のやさしさと芳香に包まれて、穏やかな表情でアレンジに取り組んでいたので、彼女の困ったような表情が目にとまったのでした。

「この花が私の思うようにこっちに向いてくれないんです。ほら、またあっち向いた」と彼女は困惑しながら言います。

覗き込んでみると、ピンクのチューリップの茎が自然な弧を描いていました。

「すてきな花姿ですよね。あなたはどうされたいの？」

「こんなふうにしなるのではなくて、まっすぐに上を向けたいんです」

「そうなの。でも、このコはこっちを向きたいみたいよね」

ワイヤーを使って、花の向きを変えることも可能ですが、私はなるべく自然な花姿を生かしたいと考えています。花のそのままの美しさを最大限に生かすのではなく、技巧にばかり気をとられていると、せっかくの花との語らいが「たたかい」になってしまいます。

「花を支配しようとせずに、語らいながら、花と共同作業をするようにしてみたらどうかしら。せっかくの優しさの花が、苦しそうに見えますよ。人間関係も同じで、今日の花は他人や自分のあるがままを受け入れて、しなやかに関係をもつことをテーマにしています。大切な人のためによかれと思っていても、あなたの理想を押し付けると、相手は支配されているような気になるものですよ」

彼女ははっとした表情になり、理解してくれたようでした。

職場でも後輩に自分のやり方を押しつけているのに、思いいたったのだそうです。

花と人間の関係は、支配するものとされるものでは決してありません。あるがままの花姿に感動できる柔らかな感性があれば、世の中全体がもっとやさしくなるのではないでしょうか。

おすすめのハーブティ

●ビーナスティー（ばらの香りの贅沢なお茶）

ローズ

ハーブティーに使うのは、オールドローズで、香りやさしく、味はあまり強くありませんが、ハーブの定番といえるものです。ホルモンバランス（特に女性の）を整え、便秘に効果的と言われています。

ラベンダー

すがすがしい香りは気分をリラックスさせてくれます。

お菓子、安眠枕、ポプリ、お風呂に直接入れるなど、用途の広いハーブです。

紅茶（セイロンティ）　ほか

お飲みになって、もしも味が「きつい、酸っぱい、苦い」と感じられる方は蜂蜜少々を入れてみてください。味が落ちつきます。

夏には花で涼をとる

暑い日がつづきますが、元気にお過ごしですか?
夏の花は、ガラスボールと浮き玉やビー玉と
じょうずに組み合わせれば、
涼やかな世界を演出できますし、
花もいたみませんよ。

おすすめの花アレンジ

●涼をとるアレンジメント

ガラスのボールに花を浮かべてみましょう。白のトルコギキョウやマムは体にたまった熱をさましてくれます。鮮やかな色のガーベラやアイビーのグリーンなどとあわせると、さわやかな花暮らしが演出できます。

さあ、やるぞと元気をだしたいときには、ヒマワリがおすすめ。

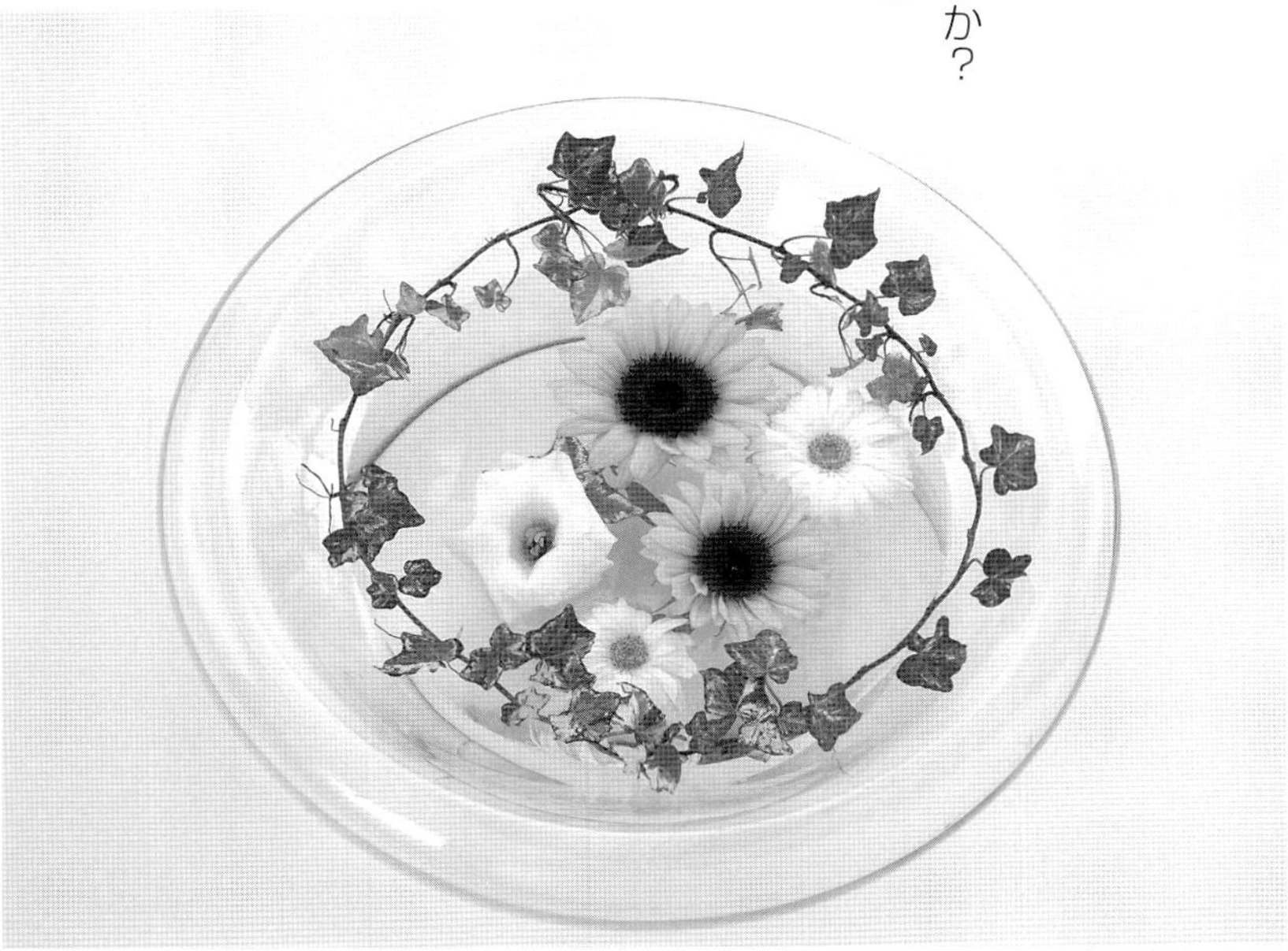

◯はなまるマーケット——優雅なドタバタ撮影日記

きっとみなさん、ご存知でしょう。ＴＢＳの朝の人気番組「はなまるマーケット」。ヤックんこと薬丸裕英さんと岡江久美子さんらおなじみのレギュラーが出演している生活情報番組です。

五月のある日、花の特集に私、芙和せらも出演させていただきました。

これまでも、いろんなテレビ番組やラジオ、雑誌などでフラワーハートセラピーについてお話しさせていただいていましたが、なんといっても「はなまる」は高視聴率番組。ふだんあまり花に興味のない方にも、花の魅力をアピールできるチャンス！　とすこし気合がはいりました。

番組中では優雅にほほえんでいた私でしたが、実は放映に先立つ撮影時には、ハプニング続きのドタバタで、舞台裏はちょっと大変だったんです。

レポーターの庄司麻由里さんをふくむ撮影隊がハートステップ・カレッジ 渋谷・青山校に到着されたのはお約束の一時間も前でした。来客中だったので、これはちょっと待っていただきました。

たいへんだったのは、急遽、花を追加準備しなくてはならなかったからです。

撮影前に若いＡＤさんが打ち合わせに来られていて、いろんなすり合わせをしていたはずでした。撮影当日に花はいらないとのことでしたが、花を語るのに、花のないところでというのも変だと思い、私なりに考えて部屋に花をあしらっておきました。するとどうでしょう。カメラの機材を運び込み、セッティングをしながらの最終打ち合わせの段階になって、やっぱりもっと花を飾ろうということになったのです。

急ぎのことですから、スタッフが大あわてで花を買いに走りました。

若いＡＤさんは、悪気もなく「やっぱり花はあったほうがいいですよね」って笑っていらっしゃいました。

○元気な人ほど疲れているかも

撮影スタッフの方たちも、フラワーハートセラピーに興味津々《しんしん》のようでした。

「僕はこの花が好きなんだけれど、どんな心理状態？」

「どうしてそれがわかるの？」

「ストレスがたまっているんだけれど、どんな花をそばに置くといい？」

スタッフの方たち、いかつい男性陣からも次々と質問がでてきました。さながら臨時のセラピー講座のよう、なんて思いながら、私もアドバイスをさせていただきました。

テレビの番組制作という多忙な第一線に身をおかれているせいでしょう。みなさん、一様にお疲れ気味の様子でした。

ある方の最近お部屋に飾っているというお気に入りの花は、自律神経系の不調をあらわすものでした。

「最近、不眠がちではありませんか？」

という私の問いに、驚かれたようでした。

「そうなんです、本当に眠れなくて……」

もちろん、その方に効果のある花、ストックをぜひそばに置いてくださいとアドバイスさせていただきました。

まわりから元気だと思われている人ほど、弱音を吐けずにストレスをためこんでいたりするものなのです。

いちばん健康そうだったのは、元気印の若いADさん。選んだ花はひまわり。駆け出しで、失敗も多いようですが、まわりの方たちからかわいがられ、仕事が面白くて仕方がない様子。ヒマワリは素直なムードメーカーである彼そのもののような気がしました。

みなさまもご自愛ください。

おすすめのハーブティ

●目覚めのティー

覚醒効果の強いペパーミント、ミントの刺激を中和してくれるステビア、そして紅茶の組み合わせです。モーニングティーとしておすすめ。

ペパーミント

すっきりさわやかな味でも有名ですが、殺菌作用、利尿作用等、薬効成分も豊富です。

ステビア

砂糖のおよそ200倍という甘さ。低カロリーなのでダイエット食の甘味料に使われます。

セイロン茶（キャンディ）

酸味も少なく、ブレンドによく合います。

花は完全でないからこそ美しい

リラックスして、がんばりすぎないで……。
そんなふうに声をかけたくなる人たちが、
自分ではなまけものと思っていたりします。
とかくがんばりすぎの現代人と
花とのつきあいに心を向けてみましょう。

おすすめの花アレンジ

●そっと心に寄り添うアレンジメント

心身ともに疲れてしまったときに、明るい気持ちを取り戻してくれる花です。
バラ（白）、ミニバラ、（ピンク）、サンダーソニア、ユーカリ、レモンリーフほか

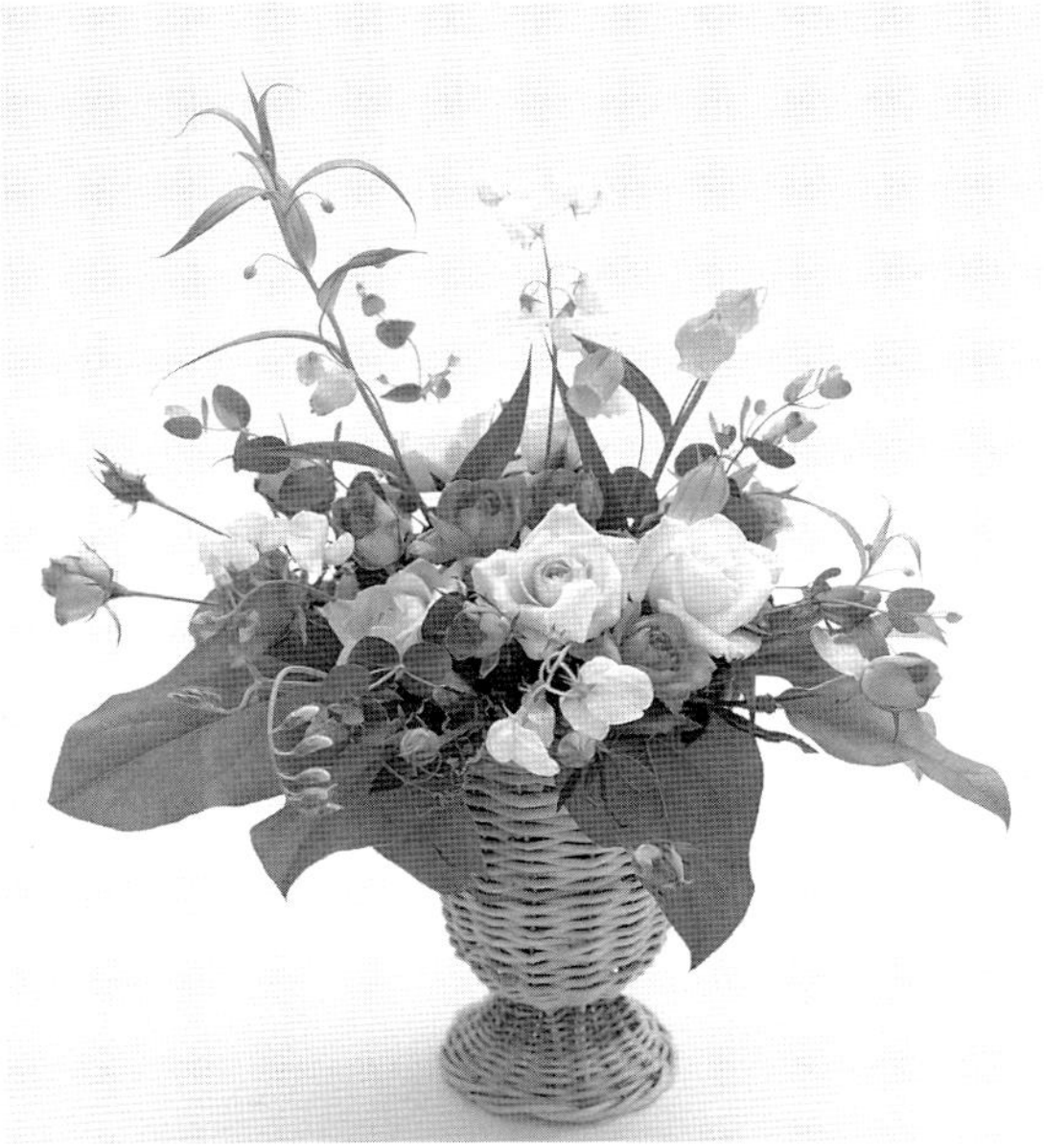

○向上心はすばらしい、でも……

向上心のあることは、すばらしいことですね。上に向かって伸びていこうとするツタのように、また、空高くそびえる樫の木のように、理想をもとめ両手をいっぱいかかげている様子は、崇高で感動を覚えます。けれども、理想の追求が行きすぎれば、なかなか理想にたどりつけない自分にいら立ち、責め、暗い気持ちになってしまうことがあるのです。ある意味で完璧主義者、理想主義者は、現状での満足を知らないどん欲な人、足ることを知らない不幸せな人になる可能性も秘めています。行きすぎた向上心が、不幸の源とは何とも皮肉なことです。

みなさまはいかがですか？　ご自分の中の理想やあこがれに心を縛られて、毎日を焦りといら立ちの中で過ごしてはいないでしょうか。

私が出会ったある女性は、向上心の固まりのような方で、それなのにちっとも幸せそうではないのです。ほほえみのない方でした。その方のお話をご紹介しましょう。

それは、フラワーハートセラピーを体験していただく、あるセミナー会場でのできごとです。とても美しい面立ちの20代後半の女性が、心のままに自由に花をアレンジしようと試みていました。少し眉根にしわを寄せながら……。これがちょっと不思議でした。普通は、みなさんニコニコと楽しみながらこのフリーアレンジに、取り組まれるのです。

「いかがです？　感性の翼をのばしていますか？」

声をかけてみました。

「私、生の花より造花のほうが楽だなっていま思っていたんです。だって、造花なら左右対称の花びらの形でしょう。どちらの向きにアレンジするか考えなくてもいいじゃないですか」

と彼女。

たしかに、生の花の花びらは一枚ずつ完全に同じ形をしてはいません。たとえば秋のコスモス。しなやかに美しい花姿ですが、花びらをよく見ると、内側にカールしているもの、外側に反っているものなど、さまざまです。また、花びらどうしの間隔も決して均一ではありません。茎も直線ではなく、やわらかな孤を描いています。でも、だからこそ自然体で美しいのではないでしょうか。生の花には、造花では得られない心の安らぎがあるのです。

○完璧主義者のジレンマ

彼女に語りかけました。

「あなたはなにごとにも完璧を求めて、満足感を得ることができていないのではないかしら？　仕事でも、恋人でも、自分自身のことについてでも、もっとこうだったら……といつも足りない部分を数え上げて、不満を抱えているのではありませんか？」

「私は、自分の顔も、性格も大嫌いです。仕事ももっとやりがいのあるものが、ほかにあるんじゃないかと、ずっと悩んでいて、何度も何度も転職しているんです」と答えてくれました。

「あなたは十分にきれいだし、あるがままのあなたを認めてあげたらどうかしら。そうすれば花のあるがままの姿が美しいと感じられるはずですよ」と私。

「先生、そうでしょうか。完璧をめざして努力していなければ、私はもっとダメ人間になるような気がするんです」

彼女の声には、追いつめられたようなせっぱつまったところがありました。

こういった完璧主義の人はとてもプライドが高く、理想とかけはなれた現実の自分にがまんがならず、自分自身を追い立てているのです。けれども、理想を押しつけられた現実の自分はかえって萎縮してしまい、本来の実力が発揮できなくなり、悪循環に陥ってしまうのです。つまりは強い自分が、弱い自分をいじめているような状態です。この葛藤状態が続くかぎり、幸せにはなれません。

人も自然の生きものです。どうがんばっても、映画に出てくる人造人間のような超能力を身につけることはできないのです。ある日は成功し、ある日は失敗し、笑い、泣き、じたばたとあがきながらも、前進していくものなのです。だからといってそれは決してみじめなことではありません。むしろ、その姿こそが美しく、感動的なのです。自然の花が、不完全性をもちながらも、造花よりイキイキとして、美しいのと同じことですね。

もし、あなたが完璧主義者なら、一度、肩の力をぬいて、風にそよぐ自然体の花をお手本にしてみてはどうでしょう。そして、今、現在の自分をほめてあげてください。「がんばっているね」「すてきだよ」って。そうすれば、いじめられ元気を失っていたあなた自身の心の底から力がわいてくるはずです。草花を育てるときもほめながら育てると、元気に育つといいます。あなたの心にもほめ言葉の栄養を与えてあげてください。

そのときの注意点。「だれも私をほめてくれないわ」なんて、いじけないでくださいよ。まずはあなた自身が自分をほめるのです。夜、眠る前に、疲れた自分自身にほめ言葉のごほうびをプレゼントする習慣をつけてみましょう。

おすすめのハーブティ

●ひだまりティー

覚醒効果の強いペパーミント、太陽のようなマリーゴールドとヨーロッパで日常的に飲まれているリンデンの深い味わいのティー。オレンジ色の美しい彩りも心を温めてくれます。

マリーゴールド

消化剤としても使われるハーブ。殺菌力もあるので、うがいにも用いられます。

カモミール

心身をリラックスさせてくれます。不眠症にも効果があります。

リンデン

消化を助け、ストレスを和らげてくれます。

春の花によせて
～「うつ」気分の日本をリフレッシュ

日本人の15人に1人はうつ病経験者といわれるほど、うつは私たちの身近な病気です。
不景気な世の中を反映してのことでしょうが、そんな現象にセラピストからの提案です。

おすすめの花アレンジ

●ストレスと安眠のアレンジメント

スウィートピー、バラ、セージなど香りの高い花がストレスをやわらげ、やさしい眠りに誘ってくれます。

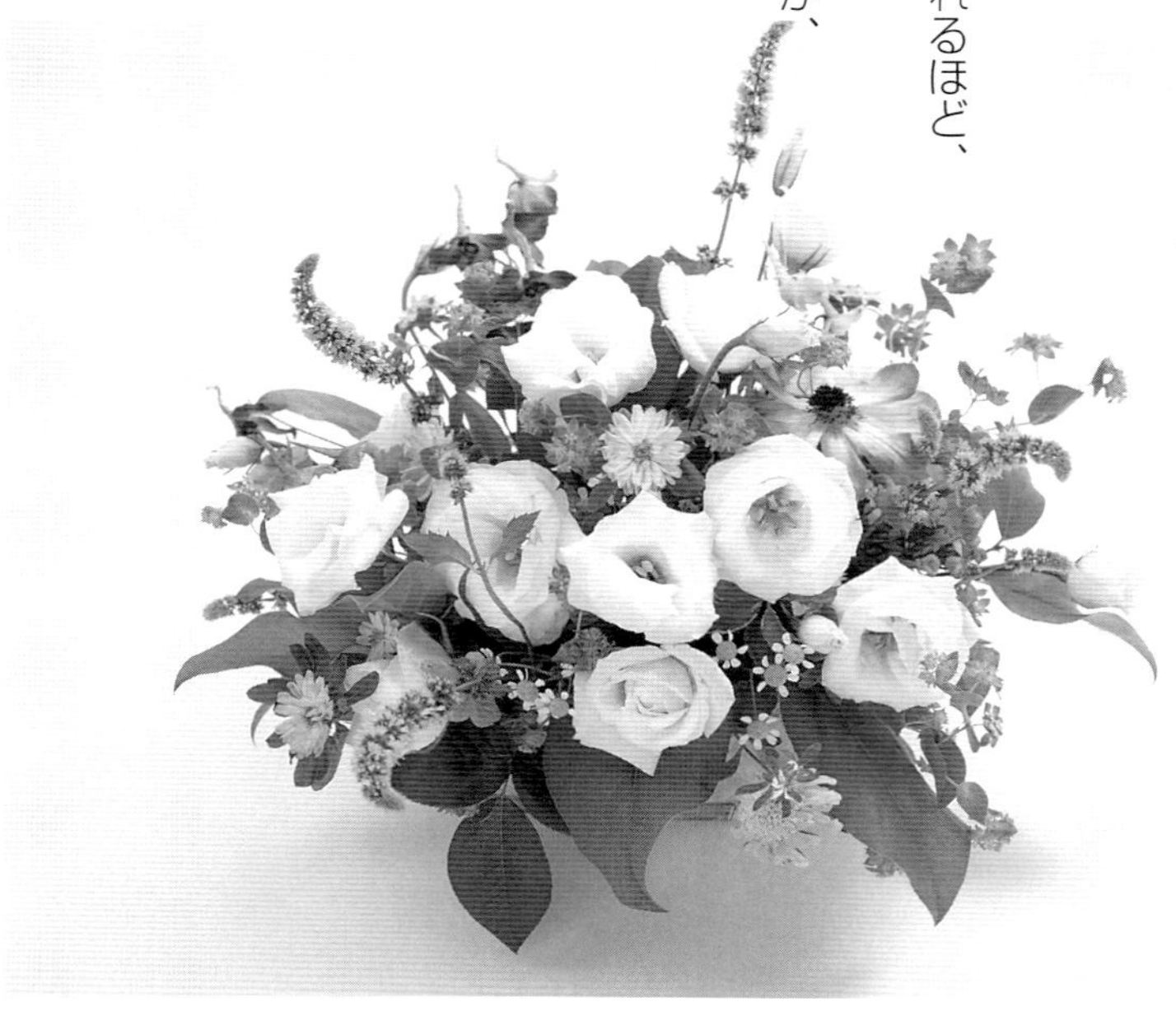

○うつ病が増えている

なんとも不景気な日本社会。近年では、リストラや倒産による失業によって、一気に経済的にも精神的にも追いつめられ、うつ病を発症する人が増えています。WHOによると世界人口の3％がうつ病とも言われていますが、日本ではそれ以上の患者数がいるようです。というのも、もともと日本人は「きちょうめん」「律儀」「完璧主義」という気質をもち、うつ病にかかりやすいと言われているからです。あなたのまわりにも「最近、ふさぎがちだけれど、ひょっとして、うつ？」と思われる人がいるかもしれません。「無気力」「悲観的」「自責の念にかられる」「周囲への無関心」などの症状があれば、可能性は十分にあります。

そんなときは、へたに励ましたり、「ガンバレ」と叱咤激励してはいけません。病院に行くことをすすめてあげましょう。精神疾患への偏見があり、本人が受診に臆病になっているケースもありますが、最近の心療クリニックは明るく洗練されているところも多くて、行ってみて安心する人が多いようです。また、抗うつ剤などの薬に対する偏見も根強くありますが、今は副作用の少ないよい薬が出ていますから、投薬により快復する可能性は高いといえます。うつ病は決して不治の病ではないのです。

本格的な治療はお医者様にお任せするとして、私たちフラワーハートセラピストにできることはないでしょうか。花の力によって、快復へのお手伝いをすることは十分できると信じています。言葉で「ガンバレ」と言うのはかえってプレッシャーになり、よくありませんが、花とともに寄り添う気持ちで、「大丈夫だよ」と温かく包み込むことはできると思うのです。

春先の花はウツウツとした気分をやわらげてくれるものが、たくさんあります。フラワーショップの店頭には、色とりどりの春の花があふれ、その花たちを見ただけでも、ゆううつな気分がすっきりという経験をした人は多いのではないでしょうか。チューリップ、スウィートピー、フリージア、ポピー、ミモザ、ヒヤシンス……春の花はとても色鮮やかで、わくわくした気持ちになりますね。

○花の香りがたすけてくれる

鮮やかさ以上に、私たちを慰めてくれるのは、花の香りです。春の花は香りが高く、胸いっぱいに花の香りを吸い込むと、ウキウキとしてきます。特に、フリージアの香りはさわやかで、頭も心もすっきりしますよね。フリージアの香りは、胸の中にたまったモヤモヤを一気に吹き飛ばしてくれます。あなた自身や家族がふさぎがちになっているときには、フリージアでうつ気分を吹き飛ばしてみましょう。

また、スウィートピーの甘く酸味のある香りは幸福感を感じさせてくれます。不安からくる不眠にも効果がありますから、ベッドルームに置くとよいでしょう。明かりを消した後も香りが漂い、よい気分になれます。

ストックも甘い香りにより幸福感をもたらしてくれます。かつて、不眠症の相談を受けたときにスウィートピーとストックでアレンジした作品をご提供したところ、「その日の夜から眠れるようになりました」と、喜びのご報告をいただいたことがあります。お薬ではありませんので、あまりの即効性に驚かれるかもしれませんが、心理的な不安からくる軽い不眠には十分効果を発揮してくれたようです。こんな喜びの声を聞いたときにはセラピスト冥利につきるな、とこちらも幸せになることができます。

ニオイスミレの香りには抑うつ気分をぬぐい去ってくれるはたらきがあります。まだ病院に行くほどでもないけれど、というときには助けてくれるでしょう。ミントなどのリフレッシュ系のハーブと一緒に飾るのがおすすめです。

ハーブの一種であるマトリカリアの香りは、少し苦みがありますが、鎮静効果をもっています。イライラがつのってきたときには、心を落ち着けてくれます。白い花弁と黄色の花芯が愛らしく、洗面所などにもさりげなく飾れる花です。

香りの効果は意識していなくても、私たちの脳にはたらきかける性質をもっています。ふさぎがちな人がいたら、花の香りで応援してあげましょう。

ただし、花は万能薬ではありません。健康ではあるけれど、ちょっと疲れてきたな、気分転換したいなというようなときに、効果を発揮できるのです。心の調子が乱れているなと思ったら、迷わずに病院で専門のお医者さまに診察していただき、適切な治療を受けてください。その上で、サポートしてくれる自然の恵みとして、花の効果を活用していただければ、すてきだと思います。
花と心のよい関係がもてるといいですね。

〈うつ病について〉

心のもちようで、何とかなると考えがちですが、うつ病はストレスなどにより脳内神経物質の働きが乱れて起こる病気です。原因となる脳内神経物質には、セロトニン、ノルアドレナリンなどがあります。風邪をひいたら病院に行くように、うつ病かなと思ったら、無理をせずに病院の門をたたきましょう。

・おすすめのハーブティ

●ヘルシーティ
すっきりとした味わいの、くせのないハーブティーブレンドです。毎日を健康に過ごすためのデイリーティーです。

ペパーミント
すっきりさわやかで殺菌作用と利尿作用があり、薬効成分豊富。

レモンバーム
抑うつ気分を明るく引き立ててくれます。消化促進、風邪予防にも。

リンデン
いらいらの防止、むくみの解消にも効果的。

花を心で感じるために

肩こり、冷え症……、心と体が緊張していると、
どこかしら不具合になってしまうもの。
心と体をリラックスさせて、
花を楽しむための健康体操をご紹介します。

おすすめの花アレンジ

●くつろぎと団らんのアレンジメント

ピンクのユリは、見守る優しさを、ピンクのバラとカーネーションは世話好きな気持ちを高めてくれます。
サンダーソニアは食欲増進。優しい団らんのひとときの演出にどうぞ。

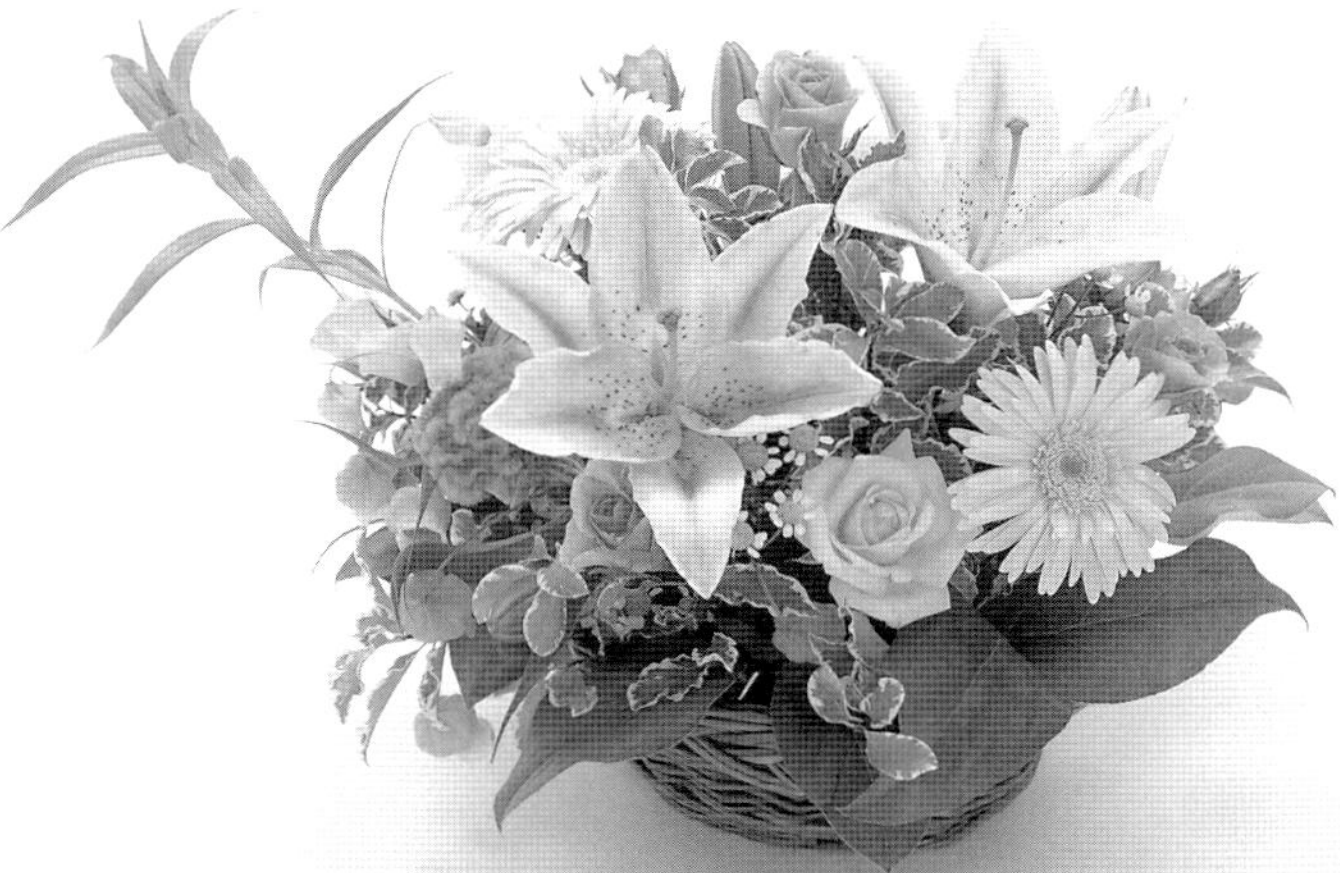

女性が心をこめて飾った花を、気づいてくれない男性は、結構いらっしゃるのではないでしょうか。いかにすばらしいお花であっても、その存在にすら気づかないというのであれば、効果も半分以下になってしまいます。男女に関わりなく、心に余裕がないときは、花のほんとうの美しさに気づくことはできないものです。

せっかくですから花を身近に飾ったら、心をゆったりと落ち着けて、心の底から味わっていただきたいのです。けれど、忙しい日常の中にあっては、なかなか難しいかもしれません。そこで、花の効果をたっぷり味わっていただくために、心をリラックスさせる体操をご紹介しましょう。簡単なので、ぜひ試してみてください。体操の前と後とでは、花に対する感受性が違ってくるはずです。もし、今そばに花があれば、体操前に花をながめ、終わった後にもながめてみてください。

◯芙和せら流　リラックス体操

① ゆったりとできる服装でおこないましょう。きついベルトはゆるめ、重たい腕時計やネックレスははずしておきましょう。

② ゆったりと深くイスに腰をおろします。背筋は軽く伸ばして、背もたれに。両足は肩幅くらいに開いておきます。両手は左右にたらしておきましょう。

③ 軽く目を閉じて、深呼吸を数回繰り返します。（体操は目を閉じたまま、おこないます。）

②

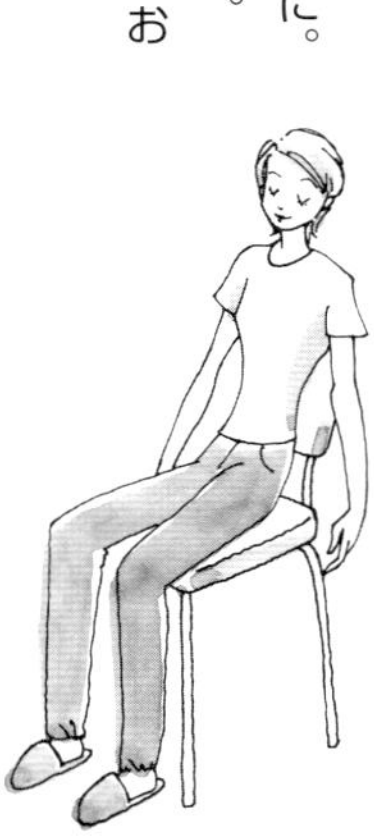

④　両足の膝頭を左右にブラブラとゆすって、足の力を抜いていきます。
⑤　次は両肩をそびやかすようにして、力をいったん入れた後、だらんと力をぬきます。これを3回繰り返しましょう。
⑥　両手首をブラブラとふって、手首の緊張をやわらげます。そして、両手は膝の上に起きましょう。
⑦　今度は首をゆっくりと同じ方向に3回転、そして、逆回りに3回転させます。
⑧　首をゆっくりと3回、左右に倒します。
⑨　次は顔のリラックス体操です。顔に力を入れ、目と口をぎゅっと閉じて、クシャ顔をつくります。それから、一気に力をぬきます。3回繰り返します。
⑩　今度は、口を大きく開けてから閉じます。3回、繰り返す。
⑪　右手で、左肩をとんとんとたたきます。その後、左手で右肩をとんとんとたたきます。
⑫　ここまで体操がすんだら、深呼吸です。息を全部吐ききってから、深く息を吸い込みます。ご自分のペースで7～10回くらい繰り返します。
⑬　瞼の裏にご自分の笑顔を思いうかべてみましょう。
⑭　最後に大きくのびをして、目を開けます。

⑤
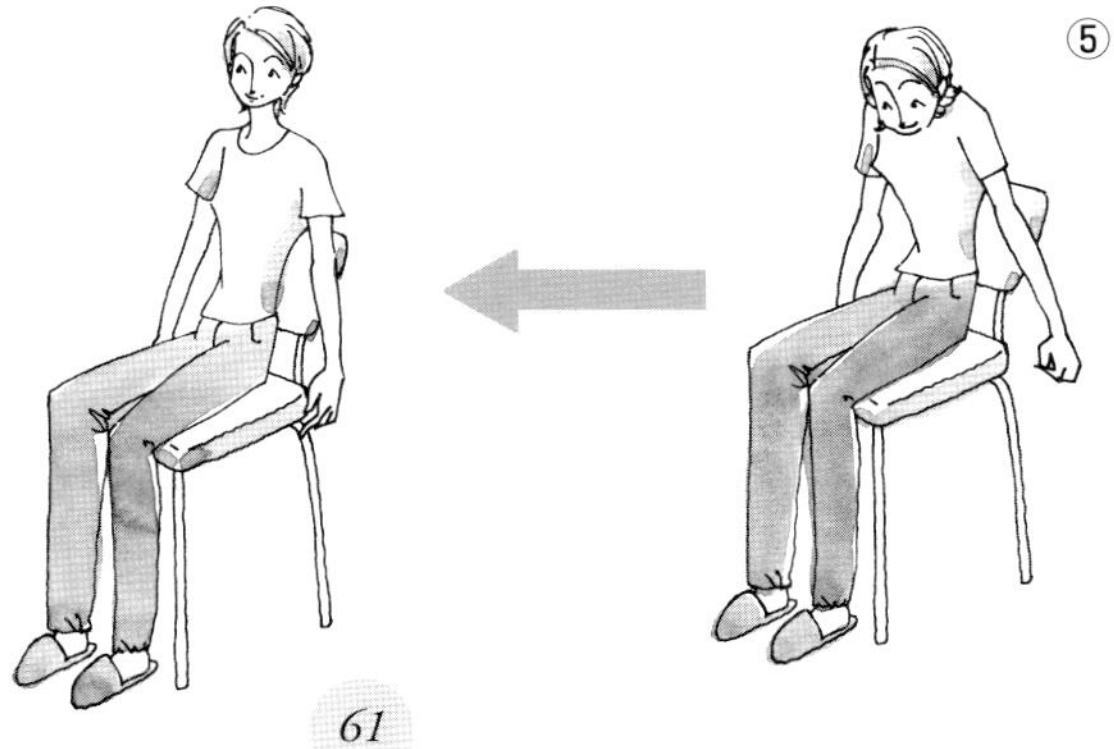

どうです？　とてもゆったりとした気分になったのではありませんか？　この状態で花をながめてみてください。さっきまでは気づかなかった花びらの表情や、色のほのかな変わり目などに気がつくかもしれません。さらに嗅覚もするどくなって、花の香りに

も敏感になれるでしょう。心がリラックスすることで雑念が消えて、花の恵みが何倍にも増すのです。

何とも不思議に感じられるかもしれません。私のセミナーでこの体操をする前と後では好きな花が変わるという経験をして驚かれる人がたくさんいます。そのときどきの好みの花はそのときの心理状態によって変化するので、体操をすることで心理状態が変わったと思えば不思議はないのですが。

この体操は、〈漸進的筋弛緩法〉という心療内科などでも使われているリラックス法をわたしなりに簡単にして、アレンジしたものです。脳波がアルファ波になり、まるで朝ぼんやりベッドの中で目覚めたときのようなリラックス感をもつことができます。

花の恵みを受け取るのも受け取れないのも、その人しだいです。「花なんて……」とあまり関心のない人にもこの体操を教えてあげて、花との対話をしてもらえば、ほんとうの花のすばらしさをわかってもらえること間違いなしと思うのですが、いかがでしょう。

おすすめのハーブティ

●ダイエットティー

新陳代謝を促して、余分なものを排出するはたらきのあるハーブティブレンドです。

ジュニパー

毒素を排泄し、水分の滞留を防ぐのでむくみ解消になります。

フェンネル

古代ローマ時代から肥満の防止に使われてきました。

パチュリー

体重過多に効果があるといわれています。

レモングラス

ストレスで胃腸が疲れているときに。

第3章●花の心理学とは

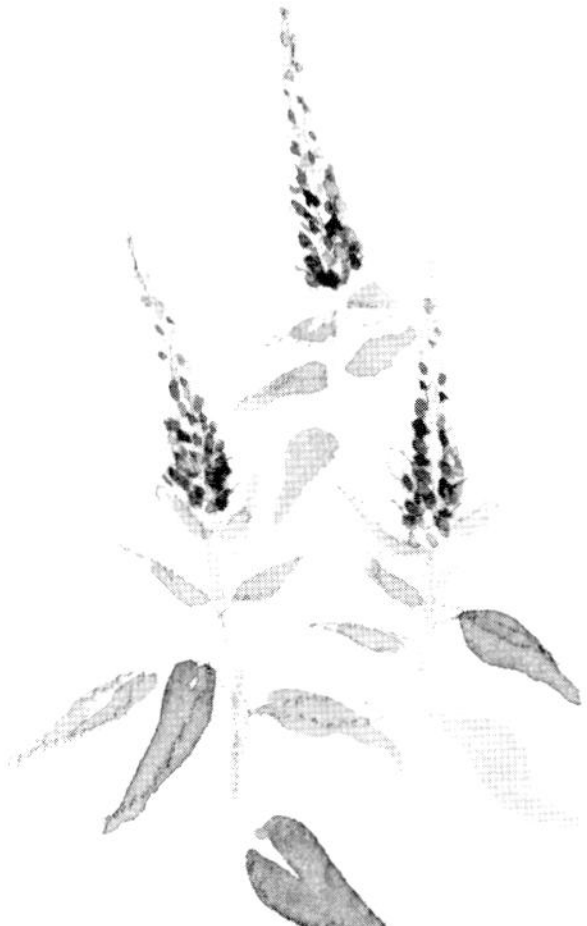

1 フラワーハートセラピーって何？

フラワーハートセラピーは花でこころを癒すセラピー法です。どんなことができるか、活用法は非常にはば広いのですが、いくつか例をあげながらご説明します。

フラワーハートセラピーには二つの方向性があります。〈自己表現としての芸術療法〉と〈花の効果を活用した癒し〉です。

○芸術療法としての側面

芸術療法とは、絵や造形によるアートセラピーや、箱庭療法、音楽療法、ドラマセラピーなど、芸術を通して自己表現することで気づきを深め、こころの成長を得る心理療法のことです。フラワーハートセラピーは、芸術療法のひとつとして位置づけることができると私は考えています。自由アレンジと私たちが呼んでいるテクニックは数十種類（多いときには80種類も）の花を用意し、クライエントに自由に花を選んでもらい、心のままに吸水性スポンジにアレンジしてもらいます。花を用いたアートセラピー、または箱庭といったところをイメージしていただければよいと思います。できあがった作品には、クライエントの心理状態が反映しており、セラピストはそれを手がかりに心理療法を行っていきます。

○花の効果を活用した癒し

花はそれぞれに「花効果」とよばれる特性をもっています。ある花は興奮状態をもたらし、ある花は鎮静効果をもつというように。これを活用し、こんな心理状態になりたいならこんなお花をそばに置きましょう、と提案することができるのです。家族がイライラを抱えているならリビングにこんな花、食欲増進効果のある花ならレストランにどうぞということです。

花効果は、色彩心理＋アロマ効果＋花姿（アレンジメント作品としての形だけではなく、一輪一輪の形にも注意を向けます。）などによって決まってきます。ただし、薬ではありませんので、人のもつ潜在的な自己治癒力、快復力にはたらきかけるものとご理解いただきたいのです。

2 花の作品はこころをうつす鏡
―芸術療法としての活用

○花の心理分析でわかること

人が自由にこころのままにアレンジした花は、その人の心理状態を表しています。

ですから、作品をみてその人の心理状態を分析することもできるのです。こんな話をすると多くの方はけげんな顔をされます。「それは花占いみたいなもの？」とか、「霊感？」とか、聞かれるのですが、そうではありません。確立されたデータにもとづき、フラワーハートセラピーとして分析しているだけです。

人はさびしい思いをしているときには、たくさんの種類の中からさびしさに寄り添ってくれる優しい花を無意識に選びとります。いらだっているときには、いらだちを表現する花やときには心を静めてくれる花を選びとります。不思議かもしれませんが、人はそのときに自分の心に必要な花を求めるのです。

セラピストは花で表現されたクライエントのこころをていねいに読み解いていきます。もちろん、セラピストは知識を十分にもち、トレーニングを受けていることが必須です。

不用意にこころを傷つけるのはもってのほかですし、自分自身の勝手な思い込みで、相手を理解したような気持ちになっていてはいけないからです。

また、花はこころだけでなく、体調の変化をも表すことがあります。経験から言いますと、胃腸の不具合や自律神経の不調などは、花に表れやすい体調不良です。

誤解のないように申し添えるとするなら、セラピストはクライエントの心理分析をすることを目的とはしていません。そこに表れたストレスの原因やこころの底にうずめたほんとうの願いなど、クライエントが気づいていない問題に焦点をあて、よりよく生きていくためのお手伝いをするのがセラピストの仕事なのです。

私が扱ってきたケースの中から、みなさんにいくつかの事例をご紹介することで、もっとよくおわかりいただけるのではないでしょうか。個人が特定されない形でケースをご紹介します。

エピソード1　デートの前のウキウキ気分

その日セラピールームを訪ねてきたのは、20代のかわいい女性でした。1カ月ほど前にほかのクライアントさんからの紹介で、予約を入れられていました。今回、セラピーに来られたのは、学生時代からの友人たちとの関係が最近うまくいかないこと、将来に備えて何か資格をとりたいけれど、何をしたらよいかわからないことを相談されたいということでした。

簡単にお話を聞いたあと、準備してあった数十種類の花の中から、彼女の好きな花を選び、こころの向くままにアレンジしてもらいました。吸水性スポンジを使うのは初めてとのことで最初は少し緊張していましたが、しばらくすると花との語らいの時間に没頭していたようです。

できあがりの作品を見ながら、心理分析を進めていくと、友人関係や将来の不安などこころをふさぐ問題が次々と表れていました。でも、1カ所、「あら、これは」とこころひかれるポイントが……。

「今日はこの後、彼氏とデートするんじゃなあい？」

私の問いかけに彼女はビックリ。

「えっ、どうしてわかるんですか？」

「だって、あなたの作品の中に表れているんですもの」

「うそ！　やだ！」

彼女は耳まで真っ赤になっていました。

私が着目したポイントは、かわいいピンクのガーベラに寄り添うクリーム色のバラのつぼみでした。彼女の悩みを最近知り合ったボーイフレンドが励まし、支えてくれていたのです。

ただし、ガーベラとバラの組み合わせがいつも恋人たちを表しているとはかぎりません。この組み合わせを見るたびに「あ、デートだ」というわけではないのです。そのほかの花の位置や本数なども、あわせて見ていきます。

エピソード2　がんばり屋さんの体調不良はガンだった

自治体の催しでの講演を依頼されることがよくあります。そのときには花のセラピーについての講演を聞いてもらうだけでなく、できるだけセラピーを体験していただけるようにしています。実際に花にふれ、花で自身を表現してもらうのです。個別のセラピーのようにお一人おひとりにゆっくりとはいきませんが、できるだけみなさんにコメントするようにしています。

その日の会場はたくさんの女性たちで埋まっていました。それぞれに簡単にではあるのですが、ご自分の今を花で表現していただきました。元気いっぱいの30代の女性、義理の家族との葛藤に不満いっぱいの女性などなど、ほんとうにいろんな方がいらっしゃいました。

そのなかで、私がどうしても気になる方がありました。50代の半ばでしょうか、しっかりした体つきのいかにも働き者といった感じの女性です。つくられた作品は元気いっぱいに見えて、どこかアンバランスでした。

「元気のよい作品に見えますが、無理をされていますね。今、体の調子が悪くて気になっているのではありませんか？」

どきっとした顔で、私の顔を見上げられました。それでも、きっぱり「いえ、大丈夫です。なまけ心がでているだけです。このところ、体に力が入らなくて」と言い切られました。

「そうですか。怠け心だけならいいのですけれど、気になられるところがあれば、早めに病院に行ってみてください」と声をかけておきました。

後日、その方からご連絡がありました。病院で検査をしたら、ガンがみつかったとのことでした。このがんばり屋の女性はそうとう体調が悪かったのにもかかわらず、持ち前の気力で自分を奮い立たせ、家庭を切り盛りしていたのでしょう。

今でもそのときの作品を思い出すことができます。鮮やかな花々の間に、青ざめたスターチスとソリダスターが埋もれるように、あしらわれていました。

スターチスそのものが、ガンをあらわしているわけではありません。念のため。

エピソード3　怒りを抑圧して苦しんでいた女性

30代の女性でした。セラピールームに来られたときから、ゆううつそうな表情をしていました。こちらから話しかけても、「ええ」「いいえ」といった言葉しかもどってこない。とっつきにくいタイプといえばいいでしょうか。自由アレンジしてもらった花をみて納得ができました。彼女の作品は三層に分かれていました。一番下に真っ赤なアンスリウム、その上に白のアスター、さらにその上にグリーンの葉。

「あなたは今、大きな怒りを抱えていますね。けれども、その怒りを認めることに耐えられず、何もなかったこととして自分を納得させようとしているのではありませんか？」

と私。

彼女は、「あっ」と驚きの声をあげました。

「私、花から心理分析できるなんて、最初から信じていなくて、わざと今の気持ちと違うように生けてやろうと決めていたんですよ。なのになぜわかってしまうの？」

「隠そうとするあなたの気持ちが、すでに自分を認めたくないことの表れで、屈折した形での自己表現になっているんですよ」

彼女は家族間の葛藤に苦しみ、怒り、私のところに助けを求めてきたのですが、素直になりきれずに、私を試そうとしたようでした。

「でも、もうお見通しなら仕方ありません。私の悩みを聞いてください」と、こころの内にためこんだ怒りを吐き出し、すっきりとした顔で帰っていきました。

3 こんなときにはこんな花
―花効果による癒しの提案

巻頭にあるブライダル装花のご提案も、ひとつの花効果の活用事例としてぜひ参考にしてください。ほかにもいくつかご紹介しておきましょう。

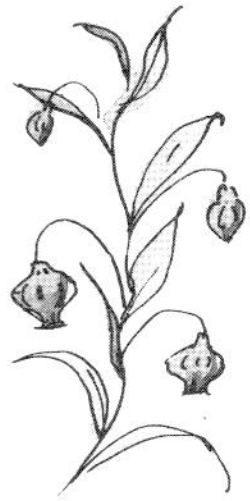
サンダーソニア

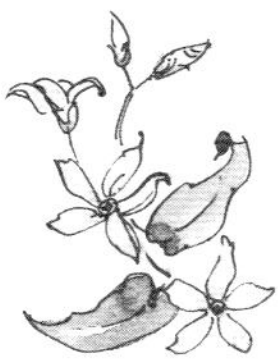
ブルースター

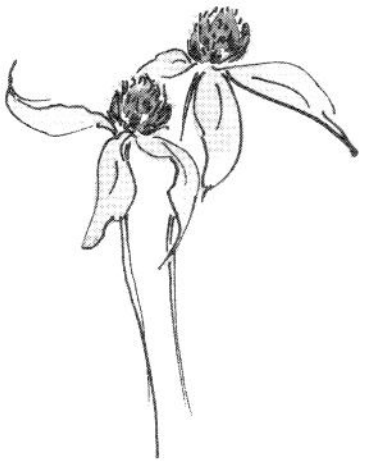
ストロベリーフィールド

① ストレスからくる胃腸の不調を回復するために

緊張やストレスにさらされる現代人は、胃腸に不具合を抱えている人が多いようです。そんなときには、オレンジのサンダーソニア、ブルースター、グリーンマムの組み合わせを食卓に置いてみましょう。

オレンジのサンダーソニアは、消化器系統に働きかけ、食欲回復の手助けをしてくれます。

② 強く自己主張がしたいときに

人から頼み事をされると断れない、自分の言いたいことを言えずにあとで後悔する、といった人におすすめなのは、赤いストロベリーフィールドとヒマワリの組み合わせです。

ストロベリーフィールドは体内から活力をわき上がらせてくれて、自己主張を強くしてくれます。またヒマワリは、元気と勇気を与えてくれ、小さなことにこだわらない大胆な気分にさせてくれるはずです。

③ 人間関係を円満にしたい

人との衝突をさけて、協調性を高めたいというときに活用したいのが、ピンクのユリ

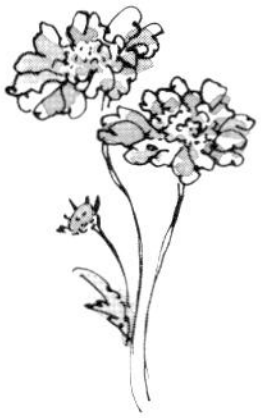

スカビオサ

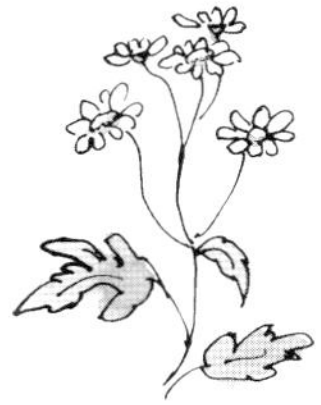

マトリカリア

（私はルレーブの優しいピンクがお気に入りです）とパープル・白のスカビオサ、マトリカリアのアレンジメントです。ユリは香り高く、大柄な花ですが、控えめな大人の優しさを引き出してくれます。風に揺れるスカビオサはだれにでも寄りそえる心の柔軟性と協調性を育ててくれます。また、マトリカリアに鎮静効果があり、人間関係からくるストレスを和らげてくれるので、イライラがなくなり他人との無用な衝突を避けられるようになります。

4 フラワーハートセラピー流の花の楽しみ方
――花を五感で感じてみよう

花を飾る、楽しむと言ったときには、たいていは美しい花の色や花姿を目で楽しむことを指すのではないでしょうか。春のお花見といえば桜の淡いピンク色を思い浮かべるでしょう。私たちは五感のうちでは、もっとも多く視覚に頼っています。けれど、フラワーハートセラピストである私たちは、花を目だけでなく、香りや手ざわりなどでもたっぷり味わうことを提唱しています。

花や木々や果実は、自然が人間に与えてくれた恵みそのものです。そのすべての恵みをこころに、そして細胞の一つひとつに取り込んでいくためには、五感に磨きをかけ、花たちと対話することが大切です。

カレッジには初心者の方も大勢来られますが、ほかにフラワーアレンジメントや生け花の先生、フラワーショップの経営者までやってきます。いわば花のスペシャリストたちです。そんな人たちのなかにも案外、花の恵みに無頓着な人もいます。セミナーやレッスンのとき私は何度も「上手にアレンジしようと考えないで、花を感じてください」と話します。香りや手ざわりを楽しみ、そして花たちの話し声に耳を傾けてほしいのです。

レッスンが進んでいくうちに、初心者の方も、スペシャリストも、花々のすばらしい芳香に気づいていきます。カレッジの教室やセラピールームは、いつも花の自然の芳香に包まれていますが、自然の香りをあまり意識されてこなかった方は、驚きの声をあげられます。みなさんはいかがですか？　ユリはとても強い芳香をもっていますので気づかれる方が多いのですが、香水ではない生きたバラ、スウィートピー、カスミソウなどの香りを思い出せますか？

あるテレビ番組でフラワーハートセラピーが取りあげられ、私も出演しました。そのとき私が提案する「優しさを表現するアレンジ」「ストレス解消と安眠のためのアレンジ」などの作品も登場しました。「ストレス解消と安眠のためのアレンジ」は香りの高い花をたくさん使うので、ホスト役のピーターさんやゲストの高木美保さんが、そのすばらしい香りに歓声を上げられたのが印象的でした。花の彩りはもちろん香りに気づかれた高木さんの感性の豊かさに、「ああ、この人はふだんの生活の中で内面の豊かさや感受性に磨きをかけられているのだな」とかえって感心させられました。

ふだんから香りに敏感になるためには、庭やベランダでハーブを育ててみるといいかもしれません。朝夕の水やりのときなど、湿った土の香りとともにあたりいっぱいによい香りが広がり、ストレスを消し去ってくれます。気に入った香りのハーブを2、3本つんでグラスに飾るだけで、いつもの食卓も自然の香りで満ちたものになります。

嗅覚の次は触覚について。あなたは花や草木の手ざわりについて、これまで意識してきたことがあったでしょうか？　こんど花を飾るときに、花びらや葉、茎などにやさしくふれてみてください。たとえば、ポピーの花びらのやわらかな和紙のような繊細さ、うぶげに包まれたつぼみ。バラの花びらでも、ビロードの手ざわりあり、シルクありです。スウィートピーは、シフォンのような透明感とはかなさ。蝋細工のように硬いワックスフラワーなど、さまざま。

ふれるという行為には、花をより身近に感じさせる効果があります。人間どうしの付き合いをとっても、目礼しあうだけの関係より、握手をする関係のほうが、さらには抱擁しあう関係のほうがより親密な感じがするものです。

ある人は「10年以上もフラワーショップで働いているけれど、忙しくて、花の手ざわりなんて考えたこともなかった。バラのトゲは痛いから気をつけようってくらいのものです」と、苦笑いしていました。

深呼吸して、落ち着いた気持ちで花や草木にふれていると、その生命力といいましょうか、やさしさといいましょうか、エネルギーが指先から気が送りこまれるのを実感できるはずです。人間の触覚はけっこう敏感なものなのです。

次は、聴くことについて。花や草木の何を聴くの？　と疑問に思われる方も多いでしょうね。これは身体的な耳で聞くことではなく、こころの耳で聴くことを指しています。何を聴くか？　二つあります。一つは花や草木の声です。もう一つはあなた自身の心の声です。

花や草木の声はこころを静めて、花の表情を見つめ（花の顔って一つずつ違うんですよ）、やさしくふれ合って、香りを胸いっぱいに吸い込んでいると、ふと聴こえてきます。もちろん日本語や英語を話すわけではありませんけれどね。

セラピーのためのアレンジメントをつくる場合には、花たちがどんなふうに咲きたいのか、どんなところにたたずみたいのかを大切にします。フラワーハートセラピーのアレンジには過剰な技巧は用いないことにしているのです。ワイヤリングやテーピングは最低限に抑え、あるがままの花の表情を生かします。

「先生、ガーベラの顔をこちらに向けたいのですけれど、向きません、どうしたらいいでしょう」ときかれとしたら、「じゃあ、花の向きたいほうを向かせてあげてください」とこたえます。

だからでしょうか。私たちのショップ〈アーネスト・グリーン〉の花は「ナチュラルで、まるで自然に野に咲いている花をそのまま持ってきたみたい」「見ていてほっとする」と好評です。

もちろん、技巧をこらしたゴージャスなフラワーデザインにも、すばらしさはありますが、私たちは花の本来の姿や花との対話を大切にしたいのです。

花を不自然に扱わないということは、同時に、一人ひとりのこころのありようにも忠実であっていただきたいという思いと、つながっています。

私の原点はカウンセラーであることに尽きます。自分らしくありたいと願いながら、自分らしさが何なのかそもそもわからない、という相談をよく受けます。その手助けができるのが、フラワーハートセラピーです。

フラワーハートセラピーを行うときには、花を美しく見せるための技術にとらわれることなく、花との対話を通じながら、こころを開いていくことができます。たくさんある花の中から今日はどの花が気になるの？　どんなふうにアレンジしたいの？　自分のこころの声に耳を傾けて、素直に自分を表現することができるようになります。すると、その人のこころの奥にあった願いが見えてきます。いつもは自分の中のもうひとつの声「無理よ、そんな夢はあきらめなさい」といった声にかき消されていた願いが……。

視覚、嗅覚、触覚、聴覚（二つ）であわせて五感。あなたはこれまで五感で花と対話していましたか？

●著者プロフィール

芙和　せら（ふわ・せら）

内閣府認証NPO法人日本フラワーハートセラピスト協会理事長
フラワーハートセラピスト
産業カウンセラー（厚生労働省認定）
心理療法士スーパーバイザー（日本心理療法士協会認定）
交流分析士　（日本交流分析協会認定）

1986年に同志社大学を卒業。
1989年より、花の心理セラピストとして「フラワーハートセラピー」を確立。
厚生労働省外郭「職業能力開発大学校」プログラム開発委員、講師等歴任。
「はなまるマーケット」他ＴＶ、ラジオ出演多数
「花時間」（角川書店）等監修
〈著書〉
『あきらめないで　働きながらの介護術』　現代書館　1996年（共著）　他

内閣府認証NPO法人　**日本フラワーハートセラピスト協会**

花のセラピーを広めるために1990年より発足した協会です。2002年度のNPO法人化しました。セラピスト養成セミナーや認定資格制度を実施しています。また、ボランティア活動を積極的に行っていますので、くわしくはお問い合わせください。

TEL　0120-60-2779（フリーダイヤル）
東京事務所　〒150-0002　東京都渋谷区渋谷１-2-10　中里ビル1F
大阪事務所　〒540-0012　大阪市中央区谷町２-2-18　大手前田中ビル
名古屋事務所　〒460-0003　名古屋市中区錦２-19-21　ユース平八堂ビル3F

芙和せらプロデュースの花ショップ**「アーネスト・グリーン」**

横浜店
〒231-0005　横浜市中区本町６丁目50-1横浜アイランドタワービルB1
TEL045-201-8783

大阪・北浜店
〒541-0051　大阪市中央区平野町1-8-15　マルイト平野町ビル1F
TEL06-6232-2779

花 の 心 理 学

2003年10月20日　第１刷発行
2012年11月５日　第３刷発行
定　価　　　1,680円（本体1,600円＋消費税）
著　者　　　芙和せら
制　作　　　アルゴ（千葉潮）
　　　　　　装幀 仁井谷伴子／装画・本文イラスト 黒岩多貴子
　　　　　　写真 age-st
発行所　　　せせらぎ出版
　　　　　　〒530-0043　大阪市北区天満2-1-19　高島ビル2F
　　　　　　TEL　06-6357-6916
　　　　　　FAX　06-6357-9279
　　　　　　郵便振替　00950-7-319527
印刷・製本所　株式会社遊文舎

 ISBN4-88416-125-4
せせらぎ出版ホームページ　http://www.seseragi-s.com/
Eメール　info@seseragi-s.com